Pharmacotherapy for Neurodevelopmental Disorders

発達障害の薬物療法

ASD・ADHD・複雑性PTSDへの少量処方

Sugiyama Toshiro
杉山登志郎

岩崎学術出版社

目　次

第1章　発達障害とトラウマへの薬物療法 …………… 9

 Ⅰ　薬物療法をめぐる混乱　9
 Ⅱ　なぜ誤診が生じるのか　14

第2章　発達障害はどこまで広がるのか ………………19

 Ⅰ　発達障害の広がりとDSM-5　19
 Ⅱ　精神科における診断の問題　23
 Ⅲ　発達精神病理学とは　26

第3章　発達障害とトラウマ …………………………… 29

 Ⅰ　子ども虐待と発達障害　29
 Ⅱ　虐待の後遺症　31

   1．反応性愛着障害 31／2．解離性障害 35／3．PTSD 36／4．反抗挑戦性障害と素行障害 37

 Ⅲ　第四の発達障害　37
 Ⅳ　複雑性PTSD　40
 Ⅴ　発達障害の増悪因子としての子ども虐待　43
 Ⅵ　発達障害とトラウマの複雑な関係　45
 Ⅶ　発達障害とうつ病　48

第4章　統合失調症診断と抗精神病薬による治療をめぐって ………………………………………………… 50

Ⅰ　誤診をめぐるパターン　50
　　　Ⅱ　最も単純な誤診例　51
　　　Ⅲ　暴力的な噴出を繰り返した症例　58

第5章　気分障害をめぐる混乱　…………………………… 61

　　　Ⅰ　子どもにうつ病はあるのか　61
　　　Ⅱ　混合病像をめぐる混乱　63
　　　Ⅲ　子どもの気分障害の実態　65

第6章　気分障害をめぐる誤診のパターン　……………… 72

　　　Ⅰ　気分障害をめぐる症例の類型，最も多いパターン　72
　　　Ⅱ　双極性障害をめぐるさまざまな問題点　75
　　　Ⅲ　発達障害およびトラウマと重篤気分調節症　78
　　　Ⅳ　複雑性PTSDにおける気分変動と少量処方　80

第7章　少量処方　……………………………………………… 84

　　　Ⅰ　少量処方がなぜ有効か　84
　　　Ⅱ　少量処方の実際　88

　　　　　1．抗精神病薬　88／2．気分調整薬　90／3．睡眠導入薬　92／4．対フラッシュバックおよびその他の漢方薬　93／5．禁忌薬　93

　　　Ⅲ　発達障害臨床でよく遭遇する主訴への薬物療法　95

　　　　　1．幼児のASD児の不眠と巻き込み行為　95／2．幼児期のASD児の易興奮　96／3．学校で暴れる　97／4．強迫症状とチック　97／5．緘黙　98／6．多動　99／7．不登校　99

第8章　EMDRを用いた簡易精神療法 …………… 101

　Ⅰ　タイムスリップ vs EMDR　*101*
　Ⅱ　複雑性PTSDへの簡易精神療法　*105*

　　　1．安全な場所の確認　*105*／2．フラッシュバックに対処する　*107*

付録1　発達障害の診療のコツ ………………… 110

付録2　パルサーを用いた4セット法による簡易EMDR
　　　　　……………………………………………… 114

あとがき　*118*
薬品名一覧　*120*
文献一覧　*128*
索　　引　*134*

発達障害の薬物療法
ASD・ADHD・複雑性 PTSD への少量処方

第1章

発達障害とトラウマへの薬物療法

I　薬物療法をめぐる混乱

　向精神薬の多剤・大量処方が大きな問題になっている。それ以上に，精神科医療そのものが，この数年あまり，根底から問われる状況が展開している。この状況を，鈴木[65]はいささか戯画的に描いている。年配医が，「抑うつの種類を診分ける，そして不安の種類，妄想の種類を診分ける，それが診断というものだ，さらに性格についても診断する。その上で，患者さんの生活誌のなかに位置づける。そうしなければ治療などできないだろう」と指導を行うと，若手医はそれを否定せず，しかし小声で「そうするとよくなるってエビデンスあるのですか？」と聞くのである。

　最近の精神科医は，薬物療法以外の治療の武器を持たないように見えるのは筆者の偏見であろうか。その背後には，生物学精神医学の隆盛と力動精神医学の衰退があるのだろう。古い精神医学や心理学は科学的信頼に欠き，つまりエビデンスがない，まさに若手医がつぶやくように。しかし薬の処方のみによって「こころの病」に対応できるはずもない。そして時代は，多剤・大量処方に対して保険点数減点で対応するに至っている（2014年4月〜）。この状況は児童精神科領域においても変わらない。児童精

科医が機械的に診断を下し，大量の処方をすることに対する告発本まで出版されている有様である[53]。

　なぜ多剤・大量処方になるのか。日本精神神経学会が専門医のための（保険点数削減にならない条件（！）として義務づけられた）薬物療法に関する e-learning の冒頭で，和田清（国立精神・神経医療研究センター）はその理由として，1）難治性のものがあること，2）薬に頼り過ぎた治療が行われていること，3）見かけ上の治療抵抗性が少なからずあることを述べている。その通りとしか言いようがないが，これを踏まえて多剤・大量処方はなぜ起きるのかと考えてみれば，答えは明らかである。

　通常の服薬量で無効だからである。それで薬の足し算が起きてしまう。数においても量においても。

　ではなぜ無効なのか。それは診断が誤っていて，薬理効果外の使用をしているからである。

　つまり本来行うべきは，薬の足し算ではなく引き算である。そして背後には誤診という深刻な問題がある。

　その誤診とは，2つの問題に集約できる。ひとつは発達障害の見落としで，もうひとつはトラウマの見落としである。

　冒頭に症例を提示する。筆者はこれまで啓発的な書物でも，最低限の症例の提示を行ってきた。内容が理論に流れないためであり，特に薬物に関しては具体的な処方例が必要と思われる。この本に記載する症例は公表に関する許可を得ており，患者と家族に原稿を見てもらいチェックを受けた上で用いているが，当然ながら匿名性を守るため，同じパターンの症例の合成を含めた大幅な改変を行っている。しかし処方だけはオリジナルなまま残している。症例の提示をすることに対してご理解をいただきたい。ひとつの理念型としてお読みいただければ幸いである。

【症例A】

　Aは初診時中学生の女子である。Aが幻聴を訴えたのは中学生になったころである。Aのきょうだいに自閉症スペクトラム障害（ASD）の診断を受けた者が存在し，医療への継続的な相談を行っていた。友人とのトラブルが時々生じるということで，実はA自身が幼児期にきょうだいの主治医（小児科医）を受診したことがある。このときに，軽度のASDという診断をすでに受けていた。

　小学校中学年になってから，同性の特定のグループから集団いじめを受けるようになって，不登校が生じた。AのASDのきょうだいをめぐるいじめもあったという。学校の教師による介入が行われ解決したが，ここから数年を経て，中学生となったAは再び不登校になった。前に診察を受けたきょうだいの主治医を再度受診し，ここで幻聴の存在が明らかになった。内容は「殺してやる」などの激しいものである。またその幻聴の相手の姿が黒い陰のように見えることもあるという。直ちに精神科医に紹介され，統合失調症の診断で抗精神病薬による治療が開始された。しかし幻聴の改善がなく，薬が増加するうちにその副作用で終日ぼおっとするようになった。改善がないため，さらにそこから紹介を受けて筆者への受診となった。

　紹介状には，前主治医の小児科医からの紹介状も添付されており，「自閉症スペクトラム障害，統合失調症」と診断名に記載され，小児科医からは「家族状況は複雑で，母親も長年抑うつのため精神科へ受診をしている」ことが記載されていた。紹介時点での患児の服薬は，リスペリドン（リスパダール）10mg，オランザピン（ジプレキサ）5mg，アルプラゾラム（ソラナックス）1.6mg，トリフェキシフェニジル（アーテン）3mg，フルニトラゼパム（ロヒプノール）2mgであった（カッコ内は薬の商品名）。

　家族歴と患者の生育歴を洗い直してわかったのは次のような事情で

ある。
　Aの母親は実母と早くに離別し，父が再婚した継母との間に深刻な葛藤を抱えて育った。学校を卒業後に結婚した。夫（Aの父親）は対人関係が乏しく，こだわりが強く，希ではあるが時に激高して妻に暴力をふるうなど夫婦仲はよくない。Aの父親にはASDの基盤があるのではないかと母親が言っているということが小児科医の紹介状に記されていた。
　母親は子どもを産んだ後に抑うつが延々と続き，X－4年精神科を受診したが，むしろ服薬で状態が悪化し，2年あまりで通院をやめた。最近になって，子どもたちの不調に振り回される状況で精神状態が非常に悪化し，X－1年から再び受診をしているという。母親に確認すると，激しい気分変動があり，特に月経の前に不調が著しく，子どもたちには幼児期から激しい体罰を加えていたことが明らかになった。
　さらに母親自身が周りの期待に応えようと無理をしてしまうこと，学校ではいじめを受け続けてきたこと，今にいたるまで親しい友人や信頼できる友人がいないこと，Aの小学校時代に，非常に不調になった時期があり，夫の長期の留守中に，一家での心中未遂までいきそうになったことなどを語った。特に，Aのいじめ被害の時期は，数年間ネグレクトに近い状態ではなかったかと推察された。
　ついでAに確認すると，いじめがあった前後，その当時通っていたスポーツサークルのコーチが子どもたちの世話を焼いてくれていて，そのコーチは当時母親とも親しくしていた。なんとAはそのコーチから重症なものではないが性的被害を受けていたことを開示した。このころの記憶はあいまいで正確に思い出すことができないという。ちなみにこのコーチは他児への加害が明らかになってサークルを去った。家族を含めこの話を他の人にするのは初めてであるという。「殺してやる」という幻聴はそのコーチが「他の人に話したら殺す」という言

葉ではないかと確認をすると「そうかもしれない」と述べた。さらに自分のなかにいくつもの声がすることがあるという。安全な場所の確認のあとで，自我状態療法への導入を行った。

　治療経過を簡略に記す。Ａには神田橋処方とわれわれが呼んでいる漢方薬の組み合わせ（後述）[21, 22]を追加し，抗精神病薬を漸減していった。

　自我状態療法は多重人格のための精神療法である（Watkinsら[74]，子どもに関してはPaulsem[47]，杉山[62]参照）。安全なイメージの構築を行い，イメージのなかで安全な部屋を作成する（安全な場所の確認。詳細は第8章参照）。そこにすべての部分人格を集め，それぞれの抱えるトラウマを開示してもらい，互いに感謝し，相互にコミュニケーションが取れるようにお願いをする。「平和共存，皆大切な仲間，1人もいらない子はいない。消える必要ないが，皆で話し合ってＡを支えて行こう」といった呼びかけをして，必要があれば個々の部分人格が抱えてきたトラウマの処理をするのである。

　ちなみにＡの場合には，子どもによくあるように，結晶化した多重人格ということではなく，状況によっていくつかのスイッチが切り替わる状態であり健忘はなかった。これによって，Ａの幻聴はなくなったが，幻聴といってもこれはフラッシュバックの一種であると考えられた。

　最終的な処方は，桂枝加芍薬湯12T，四物湯12T（この組み合わせが神田橋処方であり，フラッシュバックの特効薬である。詳細は93ページ参照），オランザピン0.8mg，炭酸リチウム（リーマス）2mg，ラメルテオン（ロゼレム）1mgである（表1）。Ａは，大量の薬が入っていてぼおっとしていたときの方が行動化は治まっていたのであったが，その後，リストカットや，性化行動などがしばらくの間はしきりに生じるようになった。ちなみに母親も筆者のところにカル

表1　Aの処方の変更

・リスペリドン　10 mg	・桂枝加芍薬湯　12T
・オランザピン　5 mg	・四物湯　12T
・アルプラゾラム　1.6 mg	・オランザピン　0.8 mg
・トリフェキシフェニジル　3 mg	・炭酸リチウム　2 mg
・フルニトラゼパム　2 mg	・ラメルテオン　1 mg

テを移し，抗うつ薬を中止して，神田橋処方と，極少量の気分調整剤の服用に切り替えを行った。母親の治療経過は次の「症例B」で述べる。

Ⅱ　なぜ誤診が生じるのか

　誤った診断が誤処方を生むことを先に述べた。この症例はその典型であり，解離性の幻覚を統合失調症と誤診したことがすべてである。後述するように，解離性幻覚は抗精神病薬よる治療にほとんど反応せず，あまりに薬剤抵抗性の幻覚は解離性幻覚ではないかとむしろ疑ってみる必要がある。さらにASDから統合失調症という推移はそんなに起きるものではない。また統合失調症による幻覚は，ほぼ全例幻聴である。一方，ASDと解離性障害との併存はASDに子ども虐待が掛け算になった場合にしばしば認められる。

　あらかじめ前提となる問題を取り上げておけば，本物の（？）統合失調症の場合には，きちんとした抗精神病薬の服薬を中心とする薬物療法が必ず必要である。

　児童精神科医として，比較的初期段階の統合失調症の症例に出会うことは希ではない。他の精神科医に比べれば比較的少ない量の抗精神病薬（最

低用量の錠剤の1～2錠レベル）で維持できている場合が多いが（ただしこれが可能なためには，2週間に1回の外来面接をきちんと繰り返し，症状の推移に応じて生活上の指示を出し，その上で服薬の微調整を行う必要がある），本書で取り上げる極少量処方とは桁が違う量の抗精神病薬による薬物療法が必須であり，それをしなくては後に取り返しのつかない増悪を招いてしまう。初期段階で受診し，患児にも親にも統合失調症と告げ，治療の継続がもっとも大切と強調したにもかかわらず，家族の判断で治療が中断され，次に登場したときは完成された統合失調症の症例になっているという苦い経験を筆者は何度もしている。要は診断なのだ。

　さらにAの症例では家族状況の確認の不足もある。子ども虐待が絡むと，発達障害の診断が本当に正しいのか，子ども虐待の結果生じた愛着障害が，発達障害類似の症状を呈しているのではないかという，いわゆる第四の発達障害[58]をめぐる議論が生じるが，第四の発達障害の説明を含め，この問題も後に検討を加える。実はAの母親の場合も典型的な誤診に基づく誤処方の例である。私は母親の主治医からも紹介状をもらい，母親の併行治療を行うことになった。ついで親の側の治療経過を述べる。

【症例B】
　　Bは40代の女性，Aの母親である。家族歴としては，Bの両親は不仲で父親から母親へのドメスティック・バイオレンス（DV）にて両親は離婚し，Bは父親に引き取られた。離婚をしたBの母親は，対人関係が希薄で，周囲から変わり者と言われ，彼女も雰囲気が読めない人だったという。Bへの暴力もあった。先に述べたようにBの父親が再婚してBは継母に育てられ，継母からも激しい体罰があったという。学校で孤立やいじめ被害が続いたが，成績は悪くなかった。高校生年齢に男性の友人ができたが，この男性からも暴力があったという。
　その後夫と知り合い，結婚したが，最初の子どもの出産後，延々と

表2　Bの処方の変更

・ミルタザピン　30mg	・炭酸リチウム　2mg
・パロキセチン　25mg	・アリピプラゾール　0.2mg
・バルプロ酸ナトリウム　500mg	・ラメルテオン　0.8mg
・エチゾラム　3mg	・パロキセチン　5mg（漸減中）
・アリピプラゾール　6mg	・四物湯 2包，桂枝加芍薬湯 2包

抑うつが続いた。X－4年精神科を受診し，抗うつ薬を服用したがむしろ悪化し，気分変動が前よりもひどくなり，ほぼ寝たきりとハイテンションで著しく活動的になる時期とを繰り返すようになった。また子どもへの激しい体罰も生じ，Bは精神科への受診を中断した。X－1年，子どもたちの不調に振り回され精神状態が非常に悪化し，再び精神科を受診した。そしてその後，子どもの筆者への転医に伴ってBもカルテを移動し，親子の併行治療が始まった。

この時点では，家で辛うじて家事をしている状態で仕事には行けず，調子が悪いときは家事すらも十分にできないと訴えていた。この時点の薬物療法は，ミルタザピン（リフレックス）30mg，パロキセチン（パキシル）25mg，バルプロ酸ナトリウム（デパケン）500mg，エチゾラム（デパス）3mg，アリピプラゾール（エビリファイ）6mgであった。

筆者は診断の見直しを行い，Bを軽度のASDおよび複雑性PTSDと診断をした。神田橋処方，炭酸リチウム少量処方のうえ，ミルタザピン，アリピプラゾールを漸減し，EMDRを用いたトラウマ処理を行った。するとBのフラッシュバックは，継母からの叱責や拒絶が最も多いことがわかり，外来での短時間のEMDR治療を繰り返した。この外来で行う短時間のEMDR治療についても後述する。X＋1年

の服薬状況は，炭酸リチウム2mg，アリピプラゾール0.2mg，ラメルテオン0.8mg，パロキセチン5mg（漸減中；この薬は一度入るとゆっくり減らす必要があり，安全のため時間をかけた減薬を繰り返している），四物湯2包，桂枝加芍薬湯2包である（表2）。気分変動は著しく軽減し，子どもへの体罰はなくなり，さらに元気が出てきたため，数年ぶりにBは仕事に通えるようになった。

このBはいわゆる混合性病像に相当すると考えられる。うつ病および双極性障害の診断をめぐって成人の精神医学のなかで混乱が続いている。その議論の中心は，従来の非精神病性うつ病の扱いと，双極性障害をどこまで広げるのかという問題である。先送りばかりで恐縮だが，この問題に関する議論も後に回そう。このBもまた，ニワトリ・タマゴの不明な虐待が絡んだ発達障害が存在し，その見落としと，激しいトラウマ歴の見落としとが誤診を引き起こしたすべてである。このA，Bの親子は誤診断，誤処方に認められるすべてのパターンとでも言うべき，さまざまな要点をもっているのであるが，その指摘と検討も後に回したい。

それにしても何とこのような症例が多いことだろう。最近は筆者が，子どもの親の側の治療も引き受けることが知れ渡ったようで，子どもの受診のときに，親の主治医が厄払いよろしく，親に紹介状を渡し，子どもの受診のときに親のものも一緒に持ってくるということもまったく珍しくなくなった。

このような発達障害の見落としとトラウマの見落としが生じる理由は，なんと言ってもカテゴリー診断のみによって治療を組むことが一般化したためであろう。筆者は現在，特に子ども虐待の専門外来を開いているわけではないのに，発達障害と子ども虐待とが掛け算になった症例ばかりを多数診察するようになった。そうしてみるとBのように，親の側の治療も併行して行わざるをえない例が非常に増えてきた。実に初診した子どもの3

割に達する。この親の側において，精神科への未受診者は実はきわめて少ない。しかもその大半が治療に成功していない。だからこそ併行治療になってしまうのであるが，あたかも難治性の症例の発掘をしているかのような様相を呈して来ているのである。

　筆者は一介の臨床児童精神科医であり，向精神薬の専門家でも，精神科薬物療法の専門家でもない。それにもかかわらず，このような本を書くに至った理由はただひとつ，児童の臨床，親の臨床を問わず，現状があまりにも目に余るからである。筆者の経験では，一般に使われている薬の量の遙かに少量の服用で，副作用なく治療的な対応が可能な症例が多い。それは一般に最重症と考えられている症例において逆に多いのである。その理由とは，そのような症例こそが，誤診の対象となるからである。このことを特に臨床の最前線で働く精神科医に（そして小児科医にも）知ってほしい。特に問題は，初回の処方である。一度多めの処方をしてしまうと，安全に減らすには時間をかけなくてはならない。

　このような症例が溢れているひとつの理由は，やはり発達障害やトラウマをめぐって，理解と診断が混乱をしているからであろう。この本ではまず，発達障害の診断と治療をめぐる整理を行い，ついで少量処方の実際と，いくつかのパターンに分けられる誤った診断に基づく誤った処方の具体例と，その治療実践について臨床的な経験を提示する。最後に筆者の乏しい知識で思いつく，筆者のような偏った臨床が有効な根拠について試論を行う。

　この本に記した内容は筆者の臨床経験をまとめたものである。したがってエビデンスのレベルは低く，あくまでもエキスパート・オピニオンである。筆者は後述するように，自分の立場はフィールドワークであり，エビデンスに基づく医療（EBM）の補完がその役割と考えている。

第2章

発達障害はどこまで広がるのか

I　発達障害の広がりとDSM-5

　発達障害の罹病率に関する最近の報告をまとめると，知的能力障害1％弱[73]，自閉症スペクトラム障害（ASD）2％強[28,73]，注意欠如／多動性障害（ADHD）3〜5％[48]，限局性学習障害5％[46]などと，重複があるにせよ単純に合計すれば子どもの約1割以上という，発達障害を専門にしてきた筆者から見ても驚くべき数字になる。この数字がわが国の現実から解離していないことは，2012年に文部科学省が全国で実施した調査によって，通常クラスに在籍する生徒児童のなかで発達障害と考えられる児童が計6.5％認められたと報告されたことからもわかる[39]。現在わが国において，特別支援教育を受けている児童生徒は，支援クラス，支援学校など，全部を含めて2.9％（2012年）であり，この両者を足すと約1割になるからである。

　文部科学省の調査と言えば，2002年に同様の調査[38]が行われたことを記憶している人もいるのではないか。このとき通常クラスに在籍していて発達障害が疑われる生徒は6.3％であった。同率と感じられるかもしれない。しかし実は，この当時特別支援教育を受けていた生徒は1.8％であり，

つまりこの10年を経ての2つの調査は、ごく最近でも発達障害が非常な勢いで増加していることを示すひとつの証拠であるのだ。早々脱線であるが、現在わが国においてもインクルーシブ教育を行き渡らせようという議論がかまびすしい。しかしながら特別支援教育を受けている生徒の割合は、アメリカ合衆国で約1割、イギリスで約2割である。日本の3％にも満たない現状はインクルーシブ教育の不足ではなく明らかにやり過ぎである。

このようなきわめて頻度が高い問題は、多因子モデルに合致することが知られている[63,71]。多因子モデルとは、病気の発症に遺伝的な素因と、環境因との両者が関わるという疾病であり、その代表は高血圧、糖尿病などの慢性疾患である。ASDを例に取れば、遺伝的な素因の関与は否定できないが、それ以外の要因も大きく影響し、その発現のありかたは非常に多彩多様な形をとる。おそらくエピジェネティクス（epgenetics；遺伝子自体の変更なしで、遺伝情報のスイッチのオン、オフを行うメカニズム[33]）も関与しているのであろう。むしろ最近の研究では、アレルギー、炎症などの遺伝的素因以外の問題の方がASDを生じる上で大きく関係しているのではないかということが定説になった[16]。また、母親ではなく父親の側の出産時の年齢もASDの発症に関係することが報告されている[19]。

2013年5月、アメリカ精神医学会作成の『DSM-5精神疾患の診断・統計マニュアル：Diagnostic Statistical Manual of Mental Disorders 5th Edition; DSM-5』[3]が出版された。その前のDSM-Ⅳ（1994年）の出版から数えて19年、DSM-Ⅳ-TR（2000年）から数えても13年ぶりの改訂である。DSM-5において、児童青年期の精神科疾患は大きく変わった。発達障害は神経発達障害と総称されるようになった。またそれ以外の疾患はすべて、児童、成人を合わせた疾患群のなかに、組み入れられるようになった（詳細は森ら[42]参照）。診断基準が何年かおきに変わることは臨床医として迷惑も多々あるのだが、今回の改訂は筆者にとって納得できる変

更がほとんどである。発達障害における大きな変化をここでまとめておきたい。

まず何よりも注意欠如／多動性障害（ADHD）が発達障害に位置づけられたことである。これまで ADHD は子どもの問題行動に含まれており，国際的には発達障害に含まれていなかった。わが国は2005年に発達障害者支援法によって ADHD を発達障害と法律で定めてしまった！ 何というわが国の先見性であろう。さらに ADHD と ASD の併存が認められた。これもかねてから併存例が少なくないと報告されてきており，臨床的には納得できることである。

ついで，社会的な苦手さを中核にもつ自閉症圏の発達障害に対して，広汎性発達障害の呼称が廃止され，自閉症スペクトラム障害（ASD）に統一された。従来のいくつかの下位分類を置くのではなく，ASD が重症から軽症の者までスペクトラム（連続体）として捉えられるという考え方である。これは従来の下位群が経年的に必ずしも固定的ではなく，また基盤となる生物学的問題も，症状の特徴も明確な差が認められないという事実に基づく。

DSM-5 では多元的診断という考え方が採用された。これはスペクトラムとして疾患を捉えることに他ならない。つまり，多因子モデルに合致する考え方である。この点は後の議論にも関係するので取り上げておきたい。従来の診断基準においては，広汎性発達障害（PDD）とそれ以外とは隔絶をされていた。さらに，そのまま診断基準を機械的に用いると，「特定不能のその他の広汎性発達障害」という下位分類の診断になる者が一番多いことも問題になっていた。この項目は「非定型自閉症」とも呼ばれ，つまり非定型群である。非定型群がもっとも多いということは，診断基準そのものに問題があることに他ならない。

DSM-Ⅳと DSM-5 との違いを表すと図1のようになる。光のスペクトラムである虹の色はどこまでが赤でどこまでが黄色といった境界線を引

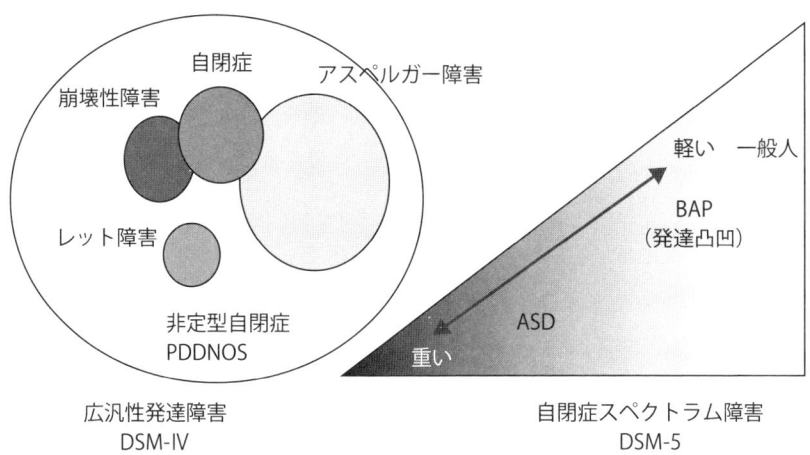

図1 広汎性発達障害と自閉症スペクトラム障害

くことはできずに，赤から紫まで色が変化して行く。自閉症スペクトラムにおいても，重症の者から軽症の者まで境界線を引くことができずに連続していて，その最も軽い群は，従来から指摘されてきた広範な自閉症発現型（broad autism phenotype: BAP [30]；自閉症の近親者にしばしば存在するよく似た認知特性を有するが，診断カテゴリーを用いると陰性になる軽症者）に連続的につながって行き，さらにその外側に一般の変わり者に連続して行く。この考え方をとれば，健常者との境界に位置する境界線上の軽症者が最も人数が多いということは当然である。DSM-5ではこの一括したグループを軽度，中等度，重度とそれぞれ具体例を示し，判定を行うことになった。われわれは障害とまでは言いにくいグループを発達凸凹と呼んできた[60]。図1のような見方をすれば，知的障害を伴った重症者以外の自閉症スペクトラム障害は，BAPまで含めてすべて発達凸凹である。

まだある。精神遅滞の呼称が捨てられ，知的障害（知的能力障害）に変更され，このグループもまた神経発達障害群のなかに入った。（今まで別

枠として独立していたのだ)。さらに知的障害の重症度を知能指数(IQ)によって区分するやり方が廃止された。その理由は、IQ が決して固定的なものではないためである。近年、先進国において、早期教育の普及のためか IQ の平均が上昇し、知的障害の罹病率は減少傾向にある。この現象をフリン効果と呼ぶ[10]。一方、IQ が高くともそれが良好な社会的適応を保障しないことは、非行や発達障害の臨床に携わっていれば自ずから明らかである。脱線であるが、わが国の教育システムはいつになったら IQ 神話から脱することができるのであろうか。特別支援教育の対象か否かを IQ によって選別することが未だに多くの地域で行われているのだ。

このように DSM-5 で発達障害は大きく変わった。後の論議に関係するのでここで注意を喚起しておきたいのは、精神科における診断は、他の医学領域の診断とは質的に異なることである。精神医学における診断という問題に触れておきたい。

Ⅱ 精神科における診断の問題

従来から精神科疾患は、症状を中心に、疾患の分類がなされ診断が行われてきた。「香港 A 型インフルエンザ」といった病因によらず、診断を症状によって行わざるをえない理由とは、精神疾患の病因がごくごく最近まで皆目見当がつかなかったからである。

精神疾患に関しては、外因性疾患、内因性疾患、心因性疾患という三分類が比較的最近まで用いられてきた。外因性とは体や脳にきちんとした病的な変化を確認できる精神疾患という意味であり、心因性疾患とは、昔、神経症と呼ばれていて、心理的な要因が病気に大きく関係しているらしいという、心理的要因=「こころ」への負荷という、これまた実態がよくわからない「こころ」という存在を想定した上で、その不具合によると考えられた疾患である。そして精神科において従来からもっとも中心となって

いる病気，統合失調症やうつ病などに関しては，内因性と呼ばれてきた。この言葉の意味は，心理的要因のみで起きると考えることは明らかに無理だが，脳の病的な変化も見つからないという，つまり病因に関する白旗宣言であった。

そこで行われた方法が，病気の経過を丹念にたどり，症状をできるだけ細かに記載をして，似た経過と似た症状をもつ群をひとつの疾患単位として扱うという方法である。このような細かな観察と記述には民族的な得手不得手があるようで，19世紀末から20世紀のドイツを中心に進められた。この方法による精神医学は，記述精神病理学と呼ばれ，さらにこれに基づく診断を，そのパイオニアの人名をとってクレペリン型診断法と呼んでいた。この後に述べるDSM-Ⅲ（1980年）に採用されたカテゴリー診断学はクレペリン型診断に属するのである。

20世紀を挟んで別の精神医学が勃興した。心因性疾患に対して治療成果を上げた精神分析である。精神分析は第二次大戦の後のアメリカで大流行をする。その理由は第二次世界大戦におけるアメリカの軍隊で，精神分析に基づいたさまざまな対応が高い効果を発揮したからであると思われる。精神分析は単純化をしてしまえば，心因性疾患（神経症）を，意識と無意識との間の綱引きによって生じると考える。人の行動に及ぼす意識・無意識の力のバランスが問題になるので，力動精神医学とも呼ばれている。つまり，この考え方のなかには，仮説ではあるものの病気の原因論が含まれていて，従来の観察，記述，分類という精神医学の方法とは根本的に異なるところがあった。

この精神分析の流行によって何が起きたのかというと，診断の混乱であった。例えば最も基本的な病気，統合失調症やうつ病においてすら，アメリカとイギリスで比較をすると半分以上の診断が不一致といったとんでもないことが生じていて，これでは困ると世界中の精神医学に従事する者が考え始めていた。

1980年アメリカ精神医学会作成の診断基準，『精神疾患の診断と統計のためのマニュアル第3版：Diagnostic Statistical Manual of Mental Disorders Third Edition; DSM-Ⅲ』が登場した。アメリカはさすがに大国である。分析の大流行のなかでも，ドイツ流の精神病理学を研究してきたグループが存在し，その中心の研究者であるロバート・スピッツァー（当時コロンビア大学教授）の牽引による，症状による診断，さらに統計学の手法を用いて診断可能な症状の項目数を確定するという，科学的実証の裏付けをもつ診断手法が採用された。これがカテゴリー診断学である。このような「科学的」診断方法は急速に世界に広く受け入れられ，瞬く間に精神医学における共通言語となった。

DSM-5（2013年）における診断においても，以前のバージョンに比較したとき，背後の病因が意識されるようになったものの，カテゴリー診断による診断基準に留まったのである。このカテゴリー診断学による診断は，児童精神科領域では最初から評判が悪かった。詳細な検討は他書[42]に譲るとして，子どもは発達をしていく存在なので，もともと横断的で静的な現在の症状のみを用いて診断を行うことに無理と限界があるのは当然である。

一方，冒頭に述べたように，発達障害は，これだけ頻度が多いとなると，たとえ成人の臨床のみを行っている精神科医であっても，自分は専門外だから対応できないなどと言えない状況になってきた。未診断の症例の初診もあれば，併存症を主訴として受診をしてくることも多い。だがこれまで精神医学は，発達障害についてはまったく考慮されずに診断と治療が行われてきた。一方トラウマに関しては，その存在は古くから知られており，またDSM-Ⅲ（1980年）において心的外傷後ストレス障害（PTSD）が初めて登場したように，トラウマが引き起こす精神科疾患の存在について，1980年代以後は一貫した注意が払われるようになった。しかし問題は，発達障害とトラウマとの相互関係である。こちらは一部の研究者を除き，

ほとんど注意を払われなかったと言ってよい。

　今日わが国で広く用いられているカテゴリー診断学を機械的に使用すると，現在の横断的な症状のみによって診断を行うことになる。DSM-Ⅲの登場以後，このような診断方法が世界的に普及したため，背後にある問題に対する考慮や意識が希薄になってしまったという事実は否めない。児童精神科領域において，この欠点を補完する目的で，最近発展してきた科学が発達精神病理学[50]である。

Ⅲ　発達精神病理学とは

　発達精神病理学は，発達にそった病理（精神症状）の展開を明らかにする。リスク因子となる要因を明らかにし，さらにその相互関係を解明することを目的としている。この作業によって初めて，介入および予防の可能性が明確になることに注目してほしい。

　これは，慢性の身体病（多因子モデルによる疾患の代表である）を例としてあげればわかりやすいだろう。例えば両親に糖尿病があり，糖尿病のリスクが高い成人を考えてみよう。この人に肥満が加わると，糖尿病発症のリスクが増大することが実証されているので，糖尿病の予防には肥満の防止が有効であるとわかる。また肥満と循環器障害をもともと素因に基づく体質としてもつ児童に対して，肥満，喫煙，高血圧などの要因が働くと，将来の循環器疾患の危険性は高くなることも科学的なデータがあり実証されている。するとこの場合には，肥満の予防，禁煙，さらに血圧のコントロールなどが，循環器疾患の発症予防対策になるわけである。このような因子相互の関係がわかれば，リスク因子を減らすために，どのような介入を行うべきかという指針を作ることが可能になる。

　子どもにカテゴリー診断学を当てはめたときに，しばしば生じるのが異型連続性（heterotypic continuity）と呼ばれる現象である。一人の子

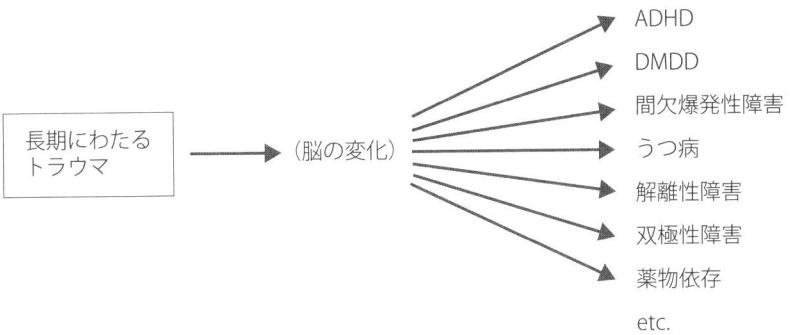

図2　発達性トラウマ障害[70]

どもが，診断カテゴリーを渡り歩く，あるいはいくつもの診断基準を満たすという現象である。この呼称があまりに固いのでわれわれは「出世魚現象」と呼んできた。ツバス→ハマチ→メジロ→ブリと同じ種類の魚の名前が変わるように，子どもの臨床像が，カテゴリー診断学を当てはめると別のカテゴリーへと変化をしていく。わが国で有名な出世魚現象の例として，斎藤[51]によるDBD（破壊的行動障害）マーチがある。つまり小学校でADHD→その後，反抗挑戦性障害→中学校で素行障害（非行）へと展開するという破壊的行動症群の行進である。しかしこの場合，われわれの臨床研究では，ADHDから反抗挑戦性障害に移行する者は普遍的に5〜6割に達するが，一方，素行障害までジャンプするためには，そこに何らかの子そだて不全（子ども虐待）の介在が必要である（資料は第3章参照）。つまりADHDから素行障害への移行を防ぐためには，そこに子ども虐待などの子そだて不全を介入させないことが重要なポイントになることが浮かび上がる。

　2014年，名古屋で開かれた国際子ども虐待防止会議の教育講演において，van der Kolkは自らが提唱する発達性トラウマ障害[70]について図2のような説明を行った。発達精神病理学の視点に立つと，カテゴリー診断学とは極めて異質な様相が提示される。

冒頭に誤診が認められる症例とは，ひとつは発達障害の見落とし，もうひとつはトラウマの見落としであることを述べた。さらに，ここにいわゆる第四の発達障害の問題（トラウマの後遺症としての発達障害類似の臨床像を呈する症例）が重なるのである。次章にて，この問題の整理をしておきたい。発達障害とトラウマと，この両者は大変に複雑に絡みあうからである。

第3章

発達障害とトラウマ

I　子ども虐待と発達障害

　筆者は2001年，あいち小児保健医療総合センター（以下あいち小児センター）に子ども虐待の専門外来を開き，多数の子ども虐待の症例を経験した。こうして数百例以上の治療にあたってみるまで，筆者は子ども虐待と発達障害とが複雑に絡みあうということにまったく気づいていなかった。

　表3は，あいち小児センターを10年間に受診した子ども虐待の症例約千名に対して精神科診断を行った一覧表である。実に3割近くの被虐待児が自閉症スペクトラム障害（ASD）を基盤にしていた。これらの児童のうち，9割までが知的な障害を伴わない高機能群であった。これはいかに高機能ASDが虐待の高リスクになるのかを示している。

　なぜ，この群において虐待が起きやすいのか。それは言葉の遅れがないので，乳幼児健診をすり抜けてしまい，発達障害の診断が遅れるからである。彼らの非社会的な行動が躾の悪い子と誤解され，それを躾によって何とかしようと両親が対応したとき，あっという間に虐待へと横滑りするリスクを孕む。特にこの群の子どもたちは愛着形成が遅れるので，親の気持

表3 被虐待児に認められた併存症 (N=1110)

併存症	男性	女性	合計	%
自閉症スペクトラム障害	233	90	323	29.1
注意欠如／多動性障害	146	28	174	15.7
その他の発達障害	49	46	95	8.6
反応性愛着障害	256	197	453	40.8
解離性障害	272	251	523	47.1
PTSD	153	205	358	32.3
反抗挑戦性障害	139	79	218	19.6
素行障害	168	113	281	25.3

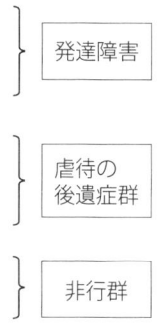

発達障害

虐待の後遺症群

非行群

ちを逆なでするような「理屈っぽく可愛くない」子であることが多いのでなおさらである。

　実はもうひとつの要因がある。それはASD児童の親の側に，診断基準に満たない軽度の自閉症スペクトラムがしばしば認められることである[60]。この問題についても筆者は，あいち小児センターにおいて病棟の運営が始まり，入院を必要とするまでにこじれたASDの児童の治療を行うまで気づいていなかった。知的な遅れのないASD児童の父親において，しばしば凸凹レベルのよく似た認知特性をもつ男性がいることは皆知っていた。だが入院治療をしたASD児童の母親の側に凸凹レベルのASDの女性がいた。ひとたびこの視点が開けると，こじれた症例とは親子関係のこじれであり，そのような例の少なからずにおいて，母親の側の凸凹レベルの（しかも発達障害に関しては未診断の）ASDというパターンが極めて多いことにも気づかざるをえなかった。両親ともに凸凹レベルのASDというカップルも多いのは，要するによく似た認知特性の人同士が惹かれあうからだと思う。しかし子どもの側にASDがあっても，親の側にASD傾向があっても，ともに子どもの社会性の発達，なかんずく愛着形成には

遅れが生じ，これが子ども虐待の高リスクになるのである。愛着障害の諸相については後述する。

　注意欠如／多動性障害（ADHD）は約16％である。臨床的にはADHDはASDや学習障害などに併存する児童が多いが，この表ではASDの者は除外している。虐待を受けた児童は，多動性行動障害を示すことが多く，虐待による多動なのか，もともとのADHDなのかという鑑別は筆者のこれまでの検討では，ほとんど不可能であった。両者が掛け算になっていると考えられる場合も実際に多いのである。

　知的障害は約1割であった。この表では，ASDやADHDの併存がなかった者のみを拾っている。他の発達障害との併存がない場合には，知的障害は，子どもの能力に見合った教育（特別支援教育）を受けることができれば，大きな問題を生じずに成長することが可能である。知的障害に子ども虐待が絡む場合とは，親が子どものハンディキャップに気づかない，あるいは気づいていてもそれを認めずに子どもに無理を強いている場合が多い。また親子ともに知的障害があり，意図せずネグレクトになったという例もあった。ASDとADHDと知的障害の三者（各々の重複はない）を足すと53％と過半数を超える。このように，発達障害の存在は，ニワトリ・タマゴ問題があるとはいえ，子ども虐待の高リスクになるのである。

　表3のそれ以外の項目に関して，後の議論にもつながるので触れておきたい。表3の次の3つ，反応性愛着障害，解離性障害，PTSDはこども虐待の後遺症である。さらに最後の2つ，反抗挑戦性障害および素行障害という非行系の問題とあわせて，いくらか詳細な説明を行う。

II　虐待の後遺症

1．反応性愛着障害

　愛着の形成は，乳幼児期の最も大切な発達課題である。乳児期後半にな

ると赤ちゃんは人見知りを示すようになって，知らない人が来たときに怯え，泣いたり親にしがみついたりする行動がみられるようになる。それだけでなく，いつも親の方に視線を向けていて，親といるときに一番リラックスしている。そして不安に駆られたときに，泣いて親に信号を出す。さらに不安なときや親が離れようとしたときに，にじり寄ってくっつこうとする。これらの一連の行動が愛着行動である。1歳を過ぎると，外の世界への好奇心で一杯になって遊んでいた赤ちゃんが，はっと親の不在に気づき，親のもとに駆け寄り，ひとしきりくっついていて，しばらくするとまた親から離れて探索に行く。あたかも親にくっつくことでエネルギーを補充しているかのようだ。これが繰り返される過程で，徐々に子どもは，親から離れることができるようになる。この接近，接触，再分離を繰り返すうちに，目の前にいなくとも，そこにいる親のイメージを思い浮かべることができるようになり，思い浮かべるだけで，エネルギー切れが起きなくなる。つまり子どもの中に親が内在化される。これが愛着の形成である。

　愛着形成は対人関係の基本であるだけでなく，情動コントロールの基盤でもある。愛着行動は，子どもが怯えたときに養育者によって不安をなだめてもらう行動である。愛着が未形成だと，自らをなだめることが困難になってしまう。

　また愛着は社会性の核になるものである。子どもが何か禁じられていることを行うとき，親の顔が思い浮かび，「これをしたときに親がどんな顔をするだろう」と考え，それが行動の歯止めになる。

　さらに愛着はトラウマからの防波堤でもある。われわれが辛い体験をしたとき，どのようにそれを乗り越えるのか考えてみるとよい。親，配偶者，恋人，子ども，そして大切なペットなど，愛着をもつものの存在を支えとして乗り越えようとするではないか。つまり愛着の不全はトラウマの防波堤を低くしてしまう。

　子ども虐待において，この愛着はどうなるのだろう。子どもの側からす

ると，養育者と一緒にいるときは，リラックスではなく，いつ暴力が降りかかってくるのか，緊張のなかに過ごすことになる。その結果，虐待のなかに暮らす子どもたちは，常に警戒警報が出っぱなしの状態を強いられる。つまり過剰な覚醒状態が続く。これが被虐待児に普遍的に認められる生理的な緊張状態とハイテンションの基盤である。

　重要なことは，子どもは養育者との間に何らかの愛着を作らずには生きることができないという事実である。それでもごくごくまれに，極めつきに劣悪なネグレクトのなかに育ったときに，周りにまったく無関心になってしまうことが生じる。つまり重度の自閉症のような状態になってしまうことがある。これをわれわれはチャウシェスク型自閉症と呼んできた（注：旧ルーマニアのチャウシェスク政権下で，多くのストリート・チルドレンが生じ，劣悪な環境の孤児院などの施設において極端なネグレクトのなかで育てられ，一見自閉症のような子どもがたくさん生じたという歴史的事実による）。DSM-5で反応性愛着障害と呼ばれている病態にほぼ一致する。

　一方，それほどひどい放置ではないときには，この緊張と警戒の状態のなかで，誰彼かまわず人にくっつく子どもが生まれる。特に学童期には，落ち着きのなさや集中困難として現れるので，ADHDに非常によく似た状態を呈する。DSM-5では脱抑制型対人交流障害（Disinhibited Social Engagement Disorder）という新たな診断基準がもうけられた。落ち着きのなさや集中困難が同時に認められ，先に述べたようにADHDとの区別が困難な状態を呈する。

　愛着障害を呈する児童（上記の両者）は，表3の被虐待児の半数近くに上る。少し煩雑な議論になるが，国際的診断基準ではASDが認められる場合には，反応性愛着障害の診断を除外していた。それはASDがあれば愛着形成が遅れるからである。だがASDにおいて，愛着は形成されないのではなく，一般的な幼児期から学童へとその形成が遅れるだけである。しかしここに子ども虐待が加わると，重複愛着障害とでも言うべき問題が

起きてくるので，この除外規定は明らかに問題がある。表3のASDと愛着障害を足すと全体の7割になる。つまり何らかの愛着の問題を抱える被虐待児がそれだけ多いということである。

　愛着をめぐり，もうひとつ重要な後遺症が生じる。養育者との間に形成される歪んだ愛着である。被虐待児にとっては，親といるときのリラックスした安心感の代わりに，ドキドキする緊張，父親のアルコールくさい息，殴られたときの衝撃，口に広がる血の味，こういったものが対人関係の基盤を作る記憶になってゆく。この歪んだ愛着を，虐待的絆と呼ぶ。父親のDVなど，暴力が常在化した家庭に育った娘が，その家庭を憎み嫌い，高校を卒業と同時に家出のように家から遠く離れ，仕事につき，そこで結婚をする。するとなぜかかつての父親のような暴力的な夫と一緒になっている。この反復が起きる理由こそ虐待的絆の存在に他ならない。いくら忌避される記憶であっても，子どもたちにはそれこそが生きる基盤になっているからなのだ。漫画家，槇村さとる氏の『イマジン・ノート』[31]の中に，次のような一節がある。槇村氏が漫画の登場人物に「愛しているなら殴ってほしい」と言わせたところ，編集者から「これおかしくないですか」と言われて，初めてそのおかしさに気づき愕然とする。歪んだ愛着の修復とは，ゼロからの出発ではない。マイナスからの出発である。だからこそ大変なのだ。

　子ども虐待に育った子どもたちは，支配－被支配という虐待的対人関係を反復する。人との関係は，常に緊張のなかに展開する。愛着が新たに作られたとき，しきりに挑発が生じ，あたかもわざと殴られようとしているかのような行動が延々と繰り返される。この虐待の再現という現象はフラッシュバックとも呼ばれ，虐待をめぐるもうひとつの特徴でもある。この説明のためには解離性障害の解説が必要となる。

2. 解離性障害

　解離とは，心身の統一がバラバラになる現象である。非常に苦痛を伴う体験をしたとき，心のサーキット・ブレーカーが落ちてしまうかのように，意識を体から切り離すという安全装置が働くことが，もともとの基盤になっている。この意識の切り離しは場合によっては，体から離れて外から自分を見ているという幽体離脱体験に発展することもある。例えば性的虐待で，性交を強いられている自分を天井から眺めていたり，ベッドの下に潜り込んで見上げていたりという経験をしている被虐待児は少なくない。意識を体から切り離してしまえば，苦痛を感じなくてすむからに他ならない。

　愛着障害と解離が一緒に起きるのは理由がある。自己意識は自分だけでは作れない。人間の自己意識がきちんと芽生えるためには，そこに自分の鏡となる安定した他者が必要なのだ。その他者からの働きかけや言葉がけによって，子どもたちは自分の名前を知り，自分という存在を知る。この鏡となるべき他者が激しい変化を繰り返していたり，自分に対して暴力的な侵襲を繰り返していたりしたら，それぞれの変化する親に対応した，とても不安定なばらばらの自分が成立をしてしまう。自己の核に相当するものが不確かな状態がこうして作られ，さらには多重人格に発展していく。

　解離によってトラウマ記憶はしばしば健忘を残す。その一方で，トラウマ記憶は，フラッシュバックという形で突然の想起を引き起こす。普通の海馬記憶ではなく，トラウマに関連する記憶は脳の別の部位に収められていて，些細な引き金で引き出されてくる。これは思い出すのではなく，強烈な再体験である。複雑性 PTSD の精神病理を扱った本[23]の中で，フラッシュバックは「どこでもドア」と形容されている。どこにいても，いつであっても，ドアを開けるとそのトラウマ場面の中にいるのである。

　このフラッシュバックは，従来考えられていたよりも広い範囲で生じることにわれわれは気づいた。言語的フラッシュバックとは，虐待者から言

われたことのフラッシュバックで，虐待を受けた子どもが些細なことから切れて，急に目つきが鋭くなり低い声で「殺してやる」などと言う現象である。認知・思考的フラッシュバックも，虐待者に押しつけられた考えの再生で「自分は生きる価値がない」などの考えが繰り返し浮かぶ。行動的フラッシュバックとは，俗に言う切れる状態で，急に暴れ出す，殴りかかるなど虐待場面の再現である。生理的フラッシュバックとは，子どもが首を絞められたときのことを語っている際に，首を絞められた手の跡が首の周りに浮かぶといった不思議な現象である。解離性幻覚は，辛い体験を自己意識から切り離したとき，そこにフラッシュバックが起きると，フラッシュバックした親の怒り声などが外から聞こえたり，加害者の黒い影が外に見えたりすることになる[58]。症例Aの幻聴は恐らくコーチから言われた脅しのフラッシュバックである。

この解離性幻覚（われわれはお化けの声，お化けの姿と呼んでいる）は被虐待児にしばしば認められる現象であり，これこそ統合失調症と誤診される要因になるのである。解離性障害は単純な健忘から多重人格までさまざまであるが，それらをすべて含めると，被虐待児の実に半数に達するのである。

3．PTSD

トラウマにさらされた後に，過覚醒や脈拍の亢進など生理的な不安定が継続し，フラッシュバックが絶えず生じ，さらにそのトラウマとなった出来事を思い起こさせる場所や状況を避けるという回避反応が生じる。このような一連の反応を呈する状態を心的外傷後ストレス障害（PTSD）という。表3では約3割の児童にPTSDがみられたのみであるが，この一連の反応は，現在進行形でトラウマに晒されている状況では生じず，安心した環境に移されて初めて生じることが可能になるからこそ，この程度の割合になるのである。

4. 反抗挑戦性障害と素行障害

次の2つ，反抗挑戦性障害（ODD）と素行障害（CD）は非行に関連した問題である。反抗挑戦性障害とは，大人にわざと逆らったり，周囲をわざといらだたせたりする行動を繰り返す行動を言う。素行障害は，ほぼ非行と同義と考えてよい。反抗挑戦性障害の大多数の症例は自然治癒してしまうのであるが，これまたここに子ども虐待が加わると，非常に高率に年齢が上がると素行障害に変わってゆく。診断基準では素行障害が生じたら，反抗挑戦性障害から除外をするので，この両者の重複はない。この2つを合わせると46％になる。非行の影に虐待ありとは以前から言われてきたことではあった。だがこうして大人数の臨床データをまとめてみると，その深刻さに驚かずにはいられない。

Ⅲ 第四の発達障害

ここまでの説明で，すでに頭がこんがらがった方がいるのではないかと思う。つまり発達障害は子ども虐待やいじめなど，迫害体験を，つまりトラウマを招きやすい。ところがもともと発達障害が存在しなくとも，子ども虐待の後遺症として生じる愛着障害の症状は，発達障害との鑑別が極めて困難な問題を含んでいる。臨床的には年齢が上がるにつれて，図3に示すように先の出世魚現象を一定のパターンで移り変わって行くのである。後に van der Kolk が同じ現象を「発達性トラウマ障害[70]」の概念ですでに報告していることを知った。なぜこのような現象が起きるのか。

21世紀になって脳科学の進展とともに，子ども虐待というトラウマの影響が，脳にきちんとした器質的，機能的な変化を引き起こすことが明らかになった。それは海馬の萎縮，性的虐待における後頭葉の萎縮，および脳梁の萎縮など，一般の発達障害よりも遙かに広大な異常が認められるの

愛着障害
　　→ 多動性行動障害
　　　　　　→ 解離性障害 → 解離性同一性障害など
　　　　　　→ 非行　　　→ 触法行為・薬物依存

幼児期　学童期　　青年期　　成人期

図3　子ども虐待の異型連続性

である。興味のある方は，この領域の専門家である友田明美氏の名著『癒やされない傷』[68]をごらんいただきたい。そこからひとつだけ引用を行う。図4は児童精神科病棟に入院した児童の虐待の既往と脳波異常との関係である。身体的虐待および性的虐待の既往のある児童の実に72％に脳波異常が認められたのである。ASDにおけるてんかんの併存がせいぜい15％，脳波異常の合併が30％程度であることと比較をしてみると，この値の異常さが浮かび上がる。つまり一般の発達障害よりも子ども虐待の方が，脳の器質的，機能的な変化は遙かに大きいのである。これはおそらく，先に触れたエピジェネティクスが子ども虐待においても生じているのではないかと思う。またそう考えなくては，子ども虐待をめぐるこの激烈な臨床像の説明がつかない。

　筆者はあいち小児センターに赴任する前にも子ども虐待の症例を診ていなかったわけではない。むしろ児童精神科医としては数多く治療をしてきた方だと思う。だが臨床においては，数百例を経験して初めて見えてくるものがある。筆者は子ども虐待の後遺症の深刻さに驚くと同時に，これこそがこれまでわが国において，子ども虐待への対応に失敗した理由だと確信するようになった。つまりわが国は，子ども虐待の後遺症を甘く見ていたのだ。そうでなければ，児童養護施設に非常勤の心理士を配置し，被虐待児の治療的対応を行うといったアイデアが出てくるはずもない。ASD以上に重症な（こころの傷ならぬ）脳の傷を抱える彼らに，心理治療で治

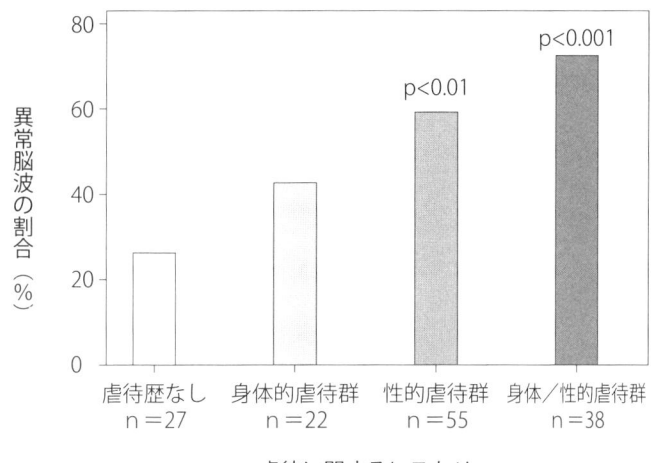

図4 マクリーン児童精神科病棟入院患者の虐待の有無による脳波異常の割合
（友田[68]から引用）

療的に対応しようというのは，プレイセラピーのみでASDを治療しようというのと同じ発想である。さらに，深刻な愛着障害を抱える被虐待児が欲しいのはお母さんである。2週間に1回，心理士によるプレイセラピー治療は，下手をすればよけいに愛着形成の混乱を引き起こしてしまう。

筆者は子ども虐待への対応を情緒障害モデルではなく，発達障害モデルで行う必要性を痛感するようになった。そこで，もともとの発達障害がなかったとしても生じてくる被虐待児の一連の出世魚現象を「第四の発達障害」と命名した。ちなみに第一は知的障害や肢体不自由など古典的発達障害，第二はASD，第三はADHDや学習障害など，いわゆる軽度発達障害である。

限りなく脱線に近いが，友田氏の研究成果のなかにはこんなものもある。激しい体罰のレベルの暴力被曝で，その後の脳において，プログラミングの中枢である前頭前野の萎縮が起きてくるのである[69]。この事実を考えてみると，夫から妻へのDVや，躾として行われる激しい体罰に対する見

方も変わってくる。こうした暴力の被害は，実行機能の障害を生じる可能性がある。

Ⅳ　複雑性 PTSD

　そもそもなぜ，子ども虐待の後遺症がこれほど広範な問題に広がるのか。子ども虐待によって生じる問題は，地震の災害や，交通事故，犯罪被害といった単回性のトラウマではなく，反復性慢性のトラウマだからである。トラウマを「こころの骨折」と呼ぶことがある。この言い方に準ずれば複雑性トラウマとは「こころの複雑骨折」である。つまり単純な手当で修復できるものではない。子ども虐待の基本的な病理とは，圧縮すれば愛着障害と慢性のトラウマである。愛着は先に述べたごとく，人間を木に喩えれば根っこ，構造物に喩えれば基礎工事のような部分であり，さらに慢性のトラウマによる脳の器質的，機能的変化を伴う。子ども虐待の治療はこの愛着の修復と，慢性のトラウマへの治療の両者が必要ということになる。

　慢性のトラウマによって生じる問題が，複雑性 PTSD あるいは DESNOS（Disorder of Extreme Stress Not Otherwise Specified）[70]と呼ばれる一群の症状である。言い出しっぺである Herman[17]による症状の一覧を示す（表4）。要するに何でもありなのだ。実際 Herman は，著書『心的外傷と回復』の中で，この症状群がさまざまな精神医学的な誤診の対象になっていることを指摘している。また彼女はこの本で，複雑性 PTSD が DSM-Ⅳで採用される可能性が高いと述べていたのであるが，実のところ，DSM-5 においてもこの概念はとられなかった。なぜだろうか。そもそも PTSD 概念自体が，病因を特定しないことを特徴とするカテゴリー診断学が採用された DSM-Ⅲ以後の DSM 診断のなかで，唯一病因が特定された鬼っ子である。また何でもありという臨床像こそが，おそらく大きな問題なのだ。

表4　複雑性PTSD[17] 一部著者改変（表現を簡略化）

1. 全体主義的な支配下に長期感服属した。
   人質，戦時捕虜，強制収容所，宗教カルト，身体的，性的虐待などの生存者
2. 感情制御変化
   ・持続的不機嫌
   ・自殺念慮への慢性的没頭
   ・自傷
   ・爆発的あるいは極度に抑制された憤怒
   ・強迫的あるいは極度に抑制された性衝動
3. 意識変化
   ・外傷的事件の健忘あるいは過剰記憶
   ・一過性の解離エピソード
   ・離人症／非現実感
   ・侵入的で反復的な再体験
4. 自己感覚変化
   ・孤立無援感，主導性の麻痺
   ・恥辱，罪業，自己非難
   ・汚辱感，スティグマ感
5. 加害者への感覚の変化
   ・加害者との関係の没頭
   ・加害者への非現実的全能性
   ・理想化，逆説的感謝
   ・超自然的関係の感覚
   ・加害者の合理化
6. 他者との関係の変化
   ・孤立と引きこもり
   ・親密な関係を自ら切る
   ・反復的救助者探索
   ・持続的不信
   ・反復的自己防衛の失敗
7. 意味体系の変化
   ・進行の喪失
   ・希望喪失と絶望感

　しかしながら，ドラフト段階であるが2016年に公表が予定されているもうひとつの国際的診断基準ICD-11（国際保健機構作成の疾病の診断基準第11版）では，どうやら複雑性PTSDが登場するらしい。この表4に上げられた症状は激烈なものであるが，もちろん軽いものも重いものもある。van der Kolkは常に発達精神病理学的な視点からこの現象を考えてきた。その理由は言うまでもなく，彼が子ども虐待に関わってきたからであろう。27ページの図2は，この複雑性PTSDを発達精神病理学という視点から表したものである。この両者を並べるとその全体像がわかりやすいのではないかと思う。

　さて，このHermanの表を参考に，日常の臨床で出会うことが多い症

表5　複雑性PTSDの特徴となる症状

身体的，心理的，性的，教育的虐待，ネグレクト，配偶者暴力の既往をもつ子ども，成人の次の症状
1. 気分変動：子どもの場合には癇癪の爆発，成人女性の場合には月経前の制御困難なイライラを含む。
2. 記憶の断裂：1日以内の食事内容を想起できない，記憶の断片化の常在
3. 時間感覚の混乱：日内リズムの慢性的混乱，眠気の消失を含む。
4. フラッシュバックの常在化
5. 生理的症状と心理的症状が相互に区別ができない，その結果として生じる慢性疼痛
6. 希死念慮：他者への恒常的不信，自傷，その一方で非現実的な救済願望これは対人的に限らない。

状をまとめなおしたのが表5である。少し解説を加える。

　教育的虐待とは，本人の意思や能力を無視し，体罰や激しい叱責，脅しなどを伴って勉強を強いることを言う。決して希ではなく，ようやく最近わが国でも注目されるようになった。

1. 気分変動に関しては，後述をする。
2. 記憶の断裂もその激烈さをあまり知られていない。1年以上入院を含む治療を行った正常知能の子どもに私の名札を隠して「この先生だれ？」と尋ねたところ覚えていなかった（！）被虐待児に何人も出会っている。
3. 時間感覚がずれるのはおそらく戦闘モードが続いているからであろう。眠気がない人がたくさんいる。そこで睡眠薬をたくさん飲んで死んだように眠り，薬が残るので昼寝を長時間し，眠気がなく夜更しをして眠剤を飲んで寝るという悪循環の生活になる。
4. フラッシュバックが想起ではないことは述べた。「どこでもドア」の再体験である。
5. 生理的症状と心理的症状の相互混乱は極めて深刻な問題である。症

状としては「頭が痛い」「腰が痛い」など慢性疼痛の形をとり，やけやたら痛み止めを用いるが効かず，心理的な問題として扱うと初めて軽減する。一方で眠い，空腹，のどが渇いたなどの生理的な体の訴えが認識できず，一方的な不機嫌や怒りの噴出，抑うつなどとして現れる。「もう死ぬしかない，すぐに死ぬ」が食事をしてうたた寝をしたらどこかへ飛んで行ってしまったり……。

6．最後の非現実的な救済願望が，不毛な恋愛や愛人への要求として生じることも困るが，子どもに理不尽な要求を一方的に求めたり（子どもに売春をさせ金を巻き上げるなど，子どもを自分のために利用搾取する親もしばしば認められる），さらにペット，サプリメント，お守り，新興宗教などにも拡大してゆき，これもまた大変に困る。

複雑性 PTSD を引き起こすものは，長期間にわたる慢性のトラウマであり，子ども虐待はその際たるもののひとつである。治療を行わない限り，先に述べた脳の変化を伴うのである。治療をすれば脳の変化は回復するのか？　その証明は未だになされていないが，少なくとも治療によって症状はよくなるのである。

V　発達障害の増悪因子としての子ども虐待

先に述べたように，代表的多因子モデルの慢性疾患である糖尿病において，その素因を有する者に「肥満」という要素が加わると，発病率は数倍以上に跳ね上がる。同様に，素因レベルの発達凸凹において，高頻度に不適応を生じさせる増悪因子とは何か。われわれは迫害体験こそ，発達障害における増悪因子であることを指摘してきた。

表6は，筆者の自験例の高機能 ASD のうち触法を行った群と，年齢，性別，下位診断，IQ を一致させた対照群との比較である[26]。詳細は論文を参照していただきたい。筆者が当初予想していなかった診断年齢と，子

表6 ASD触法群とASD対照群の比較[26]

	非行群（36）	対照群（139）	
診断年齢	10.3 ± 4.7 歳	5.9 ± 3.8 歳	p<.001
乳幼児リスト[*注]	2.5 ± 2.1	3.6 ± 2.6	p<.05
C-GAS[*注]	51.5 ± 10.0	68.8 ± 9.3	p<.001
虐待あり	56%	28%	p<.001
いじめあり	64%	73%	n.s.

表7 ADHDの15歳以上の併存症（N = 60）

子ども虐待	ADHDのみ	ADHD + ODD	ADHD + CD
なし	17	7	1
あり	1	13	21

ども虐待の有無において，両者に大きな有意差が認められた。ロジスティック回帰分析を行うと，ネグレクトのオッズ比6.3，身体的虐待において3.7という驚くべき結果になった。さらに診断が1年遅れるごとに，非行の危険性が1.2倍になるという結果が得られた。このように，迫害体験のなかでも子ども虐待が大きな増悪因子であることが示された。

ではADHDではどうだろうか。表7に筆者の自験例の調査を示す。117名のADHD診断（男児98名女児19名）初診時8.1歳 ± 4.1歳のうち，現在15歳以上の60名（男性49名女性11名；平均年齢18.3歳 ± 3.9歳）

[*注] 乳幼児リストとはASDの子どもによく認められる0歳の特徴，15項目に関して何項目陽性であったのかチェックしたスコアである。これが低いということは，0歳において特徴的な症状が認められなかったか，あるいは家族が気づかなかったことを意味する。この両者ともありうるのである。次のC-GASとは子ども版の全体的適応尺度スケールで，現在の適応状況を100点満点でチェックしたスコアである。これが低いということは適応状態が不良であることを示している。非行群において有意に低いというのは，非行群の受診時の適応状態が大変に不良であったことを意味する。

の現在の状態と虐待の既往をみた。虐待の有無で相関をみると，いわゆるDBDマーチ（ADHD→ODD→CD）が子ども虐待の有無によって展開することが示される（χ^2 (f=2) =33.5 p<.01）。ちなみに，この60名の併存症をみると，気分障害3名，強迫性障害2名，パニック障害2名，全般性不安障害1名であり，さらに警察への逮捕者4名，少年院入所1名，事故死1名であった。

　これらの資料によって，子ども虐待をはじめとする迫害体験こそ，発達凸凹を発達障害に突き動かす増悪因子であることが示される。もともとの発達障害の基盤に，慢性のトラウマが加算されるのであるから当然と言えば当然であるのだが。

VI　発達障害とトラウマの複雑な関係

　さて特に選別をしたわけではないのに，Bのような親の側にさまざまなトラウマが認められる症例が実に多い。発達障害とトラウマとは複雑な絡みあいを示す。まず発達障害の側から見たときに，特に子ども虐待体験が掛け算になると，先に見たようにその転帰がにわかに悪化するという事実がある。われわれを受診する症例において，迫害体験を何らもたない児童の場合，知的障害の有無にかかわらず，学校教育におけるミスマッチさえなければ何も問題が起きないと言ってよい。毎年確実な進歩と発達がみられ，それは成人以降の年齢でも続く。

　多因子モデルにおいて触れたように，発達障害の親族には発達の凸凹を抱えた者が多い。認知の凸凹は一般にマイナスではなく，実は，優れた実績を有する人に少なくない。ところが暴力的噴出，非行行為などの症例の場合，患児のみならずその親の側にも，子ども虐待，学校での激しいいじめ体験といった言わばトラウマの既往が高頻度に認められるのである。親の側においても，知的に高くともトラウマ体験が掛け算になった場合には，

表8 児童自立支援施設における全児童調査結果 (N = 102)

	ADHD-	ADHD+	計
ASD-	19 18.6%	6 5.9%	25 24.5%
ASD+	35 34.3%	42 41.2%	77 75.5%
計	54 52.9%	48 47.1%	102 100.0%

精神医学的問題を抱えている。その代表は症例Bにみるような非定型的な気分変動である。

　発達障害は愛着の形成が遅れ，非社会的行動や，衝動的な問題行動などが多発するため，診断が遅れたときにトラウマを呼び込みやすいことは事実である。しかし一方，トラウマの側からみると，特に子ども虐待によって生じる愛着障害は，発達障害に非常に類似した臨床像を呈する。そして重要なのは，子ども虐待の世代間連鎖など世代を超えたときには，一次的な問題か，二次的な問題かわからなくなってしまうことである。

　表8を見てほしい。これはS県児童自立支援施設における全児童調査の結果である。数年前，ケアワーカーから児童への暴力事件が起き，筆者らは施設への介入を依頼された。きちんとした対策のためには科学的な資料が必要と，県と施設に全児童調査を要請したところ両者の快諾を得て，その後，継続的に全児童調査を実施してきた。当初筆者は，彼らの多くは被虐待児であるので重症な解離を有しており，そのために指導が入らないのではないか，と仮説を立てていた。調査を行ってみた結果，重症の解離がある児童は3割程度に認められたが，それが問題の中心ではなかった。入所児においてどの年度も一貫してASD陽性者75％，ADHD陽性者50％，そのいずれかが陽性である者は8割を越えたのである。

われわれは一例一例について，この施設に児童を処遇した児相のスタッフも交えて，時間をかけた症例検討を重ねてきた。すると，ASD陽性者の親の側も，非社会的な行動が認められる症例が大半であった。さらにそれらの親の大多数もまた被虐待のなかに育っていた。そして子どもたちに実施したグループによるSSTは大変有効に働いたのである。繰り返すが，子ども虐待の世代間連鎖によって世代を超えたときには，発達障害の臨床像が一次的な問題か，二次的な問題（いわゆる第四の発達障害）か，わからなくなってしまう。

　われわれはこの事情が，たまたまわれわれが調査をした一施設のみに認められた特性とは考えない。現在われわれが治療を行っている外来（浜松市子どものこころの診療所）においても，病棟（国立病院機構天竜病院児童精神科病棟）においても，またS県の情緒障害児短期治療施設においても，子どもは発達障害でさらに被虐待があり，親の側は発達の少なくとも凸凹が認められ，親自身が元被虐待児で今は加虐側になっているという例が極めて多いのである。

　振り返ってみるとすでに1980年代Gillbergら[13]は移民の間に自閉症が多いという報告を行っていた。また最近になってFujiwaraら[11]は日本で社会階層が低いグループにASDが多いことを報告した。われわれが診ているのは同じグループなのではないだろうか。そもそもクレペリン型診断は病因を特定しないことを前提としている。また1990年代以後，アスペルガー症候群の登場によって，ASDの診断の地平が広がった。ASDと反応性愛着障害の鑑別も，ADHDと脱抑制型対人交流障害との鑑別も，きわめて困難である。この問題は今後，大きな臨床的なテーマになるのではないか。鑑別が困難というだけではなく，何よりもトラウマが掛け算になった症例は，世代間の連鎖が認められ，したがって親の側の問題もあり，対応に困難を抱えるからである。

Ⅶ 発達障害とうつ病

　煩雑であるが，もうひとつ検討を加えておかなくてはいけないことがある。それは発達障害とうつ病の複雑な関係である。ここでも問題になるのは ASD である。うつ病，特にこれまで非精神病性うつ病と呼ばれてきたグループに対する扱いは未だに整理がついているとは言えず，また子どものうつ病をめぐる論議も十分検討されているとは言いがたい。だがうつ病から見た臨床的な諸所見の論議は後に回し，ここでは ASD から見た ASD の併存症としてのうつ病という問題に絞って鳥瞰をしておきたい。

　まず ASD の併存症としてうつ病が非常に多い[12]。図5は高機能 ASD 自験症例603名の併存症の一覧である。一目瞭然，全年齢の2割に気分障害の併存が認められる。さらに年齢が上がるにつれ，この割合は増加する傾向がみられた。18歳以上に限定すると，52％と過半数に何らかの気分障害の併存が少なくとも1回は生じたのである。さらに，単純なうつ病もみられるが，後述するように非定型的な双極性障害が多い。しかもこの群は，子ども虐待の既往をもつものが非常に多いのである[60]。

　加えて ASD の親の側に，ASD の有無を問わず，うつ病や双極性障害が非常に多い。おそらくこれは，脳神経系における両者の共通の問題があると考えざるをえない。両者に共通のものと言えば，セロトニン系の脆弱さ[43]である。ところで図5の統合失調症様症状とは，機械的に診断基準を使うと統合失調症が陽性になる症例である。しかしながら，このうち，本当に統合失調症と判断された症例は実は1例もなかった。これに絡む問題は次章で述べる。

　ASD に気分障害が多い，またその家族にもやけやたら多いという事実は，発達障害に長年接しているものには周知のことであり，ベストセラーになった『大人の発達障害ってそういうことだったのか』[36]にも詳しく

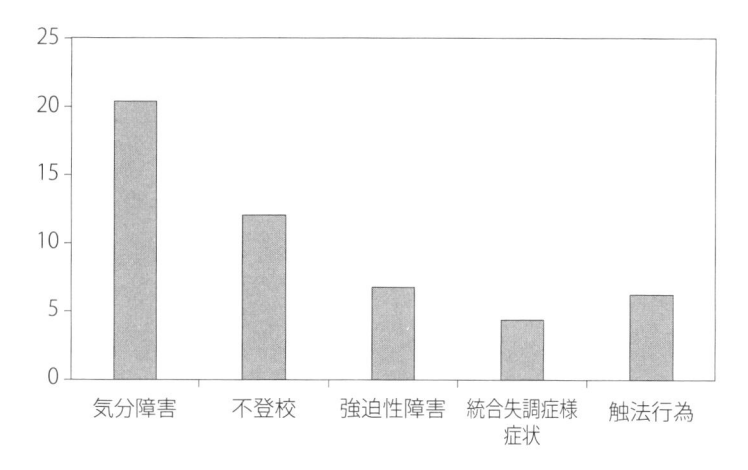

図5　知的な遅れのないASDの併存症（N = 603）

取り上げられている。ここで指摘されている非定型的な気分障害に対して，発達障害というキーワードを挿入すると，新しい視点と対応法が開けるという指摘はまったくその通りだと筆者も思う。だがこの本で抜けている視点がある。それがトラウマの視点である。筆者としては，発達障害だけでは不足で，トラウマという視点も加えることで，はじめて全体像がわかりやすくなると考えるのであるが，この議論の続きは，先に触れたようにうつ病を中心に据えた第5章の検討で取り上げたい。

第4章

統合失調症診断と
抗精神病薬による治療をめぐって

I　誤診をめぐるパターン

　筆者は現在，AおよびBの親子のような場合に，親子併行治療の形で診療している。多数の症例を経験すると，いくつかの誤診のパターンが見えてくる。

1）発達障害およびトラウマの経験，知識がなく，発達障害やトラウマのため生じた幻聴様，妄想様の訴えを統合失調症と誤診したというもの。これから述べるCがこれにあたる。
2）発達障害やトラウマが関与していることに気づいていたが，発達障害やトラウマに統合失調症が併存したと判断したというもので，Aはこれにあたる。
3）発達障害と診断し，トラウマ的な出来事が関連していることに気づいていたが，パニックの頻発や，乱暴な行動への対応に，少なからぬ量の抗精神病薬を処方したというもの。これは統合失調症の誤診ではないが，抗精神病薬の誤った用い方をしたという点でここに含める。後述するDの症例がこのパターンに相当する。

診断をめぐるいくつかのパターンのうち，次の３つは，気分障害（うつ病圏の病気）の診断をめぐる誤診である。

4）発達障害およびトラウマの存在に気づかず，気分の落ち込みをもってうつ病と診断し抗うつ薬を処方したというもの。Bがこれにあたる。
5）発達障害およびトラウマの存在に気づかず，気分の易変性に対し，双極性障害あるいは人格障害と診断し処方したというもの。
6）発達障害およびトラウマの存在に気づいていて，気分の易変性に対してうつ病，双極性障害と診断し処方したが，著効が得られなかったため多剤・大量処方になったというもの。

気分障害をめぐる誤診は実は１）～３）とは水準が異なる。何となれば，気分障害とりわけ双極性障害に関して，先に触れたように精神医学自体が混乱をしており，現在のところ臨床的に未整理であるからだ。特に大きな問題は５）や６）の例である。この点こそまさに発達障害とトラウマというキーワードを入れることによって，混乱を整理する道筋が付くのではないかと筆者は考えている。

Ⅱ　最も単純な誤診例

1）に当する症例を紹介する。実は未だにこのタイプの症例も少なくない。最も単純な誤診の典型例である。

【症例C】
　　Cは初診時16歳の男性である。精神科のクリニックから典型的な統合失調症だが難治性という診断で紹介された症例である。中学生から不登校，Ⅹ－１年，高校入学後不登校と家庭内暴力があり，実はⅩ

−4年から幻聴が認められるという。その後（X−3年）に強迫症状があったと紹介状に書かれている。

　この青年の生育歴を確認すると，幼児期から知覚過敏性が認められ，突発的な大きな音を嫌がることが多く，またバイクの発進音や，掃除機の音も嫌いであったという。乳幼児健診でチェックを受けず，幼児教育において，集団行動は何とかこなせていたが，孤立しており，この幼児のころから恐竜や虫の図鑑が大好きであった。その一方で，実物の虫は非常に嫌がり，大好きな虫の図鑑であっても，特定の嫌いな虫のページは開けることすら嫌がったという。小学校低学年から，勝手な発言や，人を傷つける発言が多いと教師からは注意を繰り返されており，一方成績はよかった。小学校中学年で自らクラス委員に立候補するが，誰も投票せず，パニックになったこともあったという。小学校中学年から継続して，激しい集団いじめをしばしば受けた。中学校に入学する前後から，特定の陰湿ないじめを繰り返す同級生の悪口が聞こえると訴えるようになり，中学ではそのために不登校になった。

　X−3年精神科クリニックを受診し，統合失調症と診断された。抗精神病薬を服用したが，「幻聴」は止まらず，学校には行ったり行かなかったりであった。やがて登校した後は学校で汚染されたと感じるようになり，汚染されたものを綺麗にする儀式行為が帰宅時に生じるようになった。この儀式は家族を巻き込んで行われ，家族が応じないと暴力をふるい，暴れることも生じるようになった。このようなときには，目つきが変わりまるで別人のようになるという。高校受験には成功したが，そこでも不登校が続き，この時点で家族の希望によって転医となり著者への受診となった。

　初診時，Ｃはボーとしていて，ぼんやりとした応答をしており，髪の毛もぼさぼさであった。Ｃに「幻聴」に関して確認をすると，中学

時代に自分を標的にしていじめを繰り返していた同級生数人の声が聞こえると言う。特に，登校をめぐって葛藤状況になったり，不安定になったりしたときにひどくなると言う。持続時間を訪ねると数秒であることが確認された。紹介時点での薬物は，リスペリドン 3mg，アリピプラゾール 6mg，セルトラリン（ジェイゾロフト）100mg，エチゾラム 2mg，さらに睡眠薬としてベゲタミンＢ１錠と，フルニトラゼパム 2mg を服用していた。

　幻聴ではないと考えられることを告げ，薬物の減薬を開始した。特にセルトラリンとエチゾラムは状態の悪化を招いている可能性が高いことを告げ，セルトラリンを速やかに半量に減薬し，エチゾラムは中止した。代わりにフラッシュバックへの治療薬として桂枝加竜骨牡蛎湯２包と十全大補湯２包を処方し，不穏時の頓服として，レボメプロマジン（ヒルナミン）3mg，塩酸プロメタジン（ピレチア）5mg を処方し，１日に３〜４回用いてもよいとした。

　これだけの量の服用をしていると，一般的には抗精神病薬の減薬は慎重に行うことが求められる。しかしながら，いじめに対するEMDR を用いたトラウマ処理を行いながら徐々に減薬を行ったところ，Ｃの場合はどんどん減らしても大きな問題はなく，意欲や外の世界への関心，もともとの趣味への興味などが蘇ってきた。フラッシュバックが軽減したところ，強迫的儀式は収まり，しばらくセルトラリン 12.5mg を服用していたが，１年後には本人の希望でゼロになった。

　Ｘ＋１年の処方は下記の通りである。桂枝加竜骨牡蛎湯２包，十全大補湯２包。これは何度か減薬を試みたが，その都度，増悪があり，本人も希望をするので結局服薬を継続しているが，飲む量はＣに任せている。炭酸リチウム 1mg，アリピプラゾール 0.3mg，これは軽度の気分変動に対して用いている。服用している方がイライラは少ない

表9 Cの処方の変更

・リスペリドン 3 mg	・桂枝加竜骨牡蛎湯 2包,
・アリピプラゾール 6 mg	十全大補湯 2包
・セルトラリン 100 mg ⇒	・炭酸リチウム 1 mg
・エチゾラム 2 mg	・アリピプラゾール 0.3 mg
・ベゲタミンB 1錠	（実際の服用量は半分ぐらい）
・フルニトラゼパム 2 mg	

と言うが，この服用も本人に任せている。残薬をみると，大体処方した半分程度の服用と思われる。頓服として処方したレボメプロマジンはこの半年以上用いていない（表9）。

　解説を加える。Cの場合，「幻聴」がよくならないので抗精神病薬が増量になり，また強迫症状に対してSSRIであるセルトラリンが処方されていた。フラッシュバックに基づく「幻聴」に抗精神病薬は無効である。強迫症状にSSRIは有効だが，Cの場合にはむしろハイテンションを引き起こし，荒れる要因にもなっていたと考えられる。さらに発達障害の場合，抗不安薬はほぼ禁忌といってよい。意識水準を下げ，行動化傾向を促進するだけである。それに代えて，少量の抗精神病薬を用いるというのがこちらの作戦である。

　この症例は誤診がなければ気分変動は起こらなかったのだろうか。何とも断言ができないが，自閉症スペクトラム障害（ASD）に一般的に気分変動が生じる年齢はもう少し高く，薬剤による賦活という可能性が高いと考えられる。

　表10は高機能ASDに普遍的に認められる症状で，統合失調症と誤診を招く可能性がある症状を並べてみたものである。この一覧を見ていただ

表10　自閉症スペクトラム障害における統合失調症様症状

- **幻覚妄想**：ファンタジーへの没頭によって，ぶつぶつ独り言をいったり，1人で笑い出す。
- **被害念慮**：現実に激しいいじめや迫害を集団教育のなかでしばしば受けている→対人場面で，被害的迫害的な読み誤りを繰り返す。
- **緊張病症候群**：チックによるしかめ顔，奇異な服装，あまのじゃく反応など，さらに発達性協調運動障害に不適応が亢進した時，カタトニー様の症状をしばしば呈する。
- **会話の解体**：もともとコミュニケーションは円滑ではない，奇異な言葉の使い方もしばしば認められる。
- **陰性症状**：不適切な感情表現が認められる，感情の動きが乏しい。

ければ，要するにASDの可能性という問題を常に念頭に置いておかない限り，誤診が生じるのはむしろ当然であろうと納得されるだろう。

だが実はもっと重要なことがある。この青年は，筆者には問診を始めた最初の数分で，ASDであることが明らかであった。なぜかというと，この患者はボーとした表情のままに，彼がこの新たな病院で最初に目についた，彼が嫌いなグレードで言うと3にあたるという甲虫のことをいきなり一方的に筆者に語ったからである。児童精神科医であればただちに診断に結びつく，独特の対人関係や会話の仕方が他にも数多く認められた。その上で筆者は，幼児期の状態の確認や，「幻聴」の内容を確認したというのが実際の臨床の流れである。

つまり成人の精神科医が，この症例のような誤診を来たさないために必要なのは，経験豊かな児童精神科医の臨床陪席ではないかと思う。文字言語のもつ情報量は非常に少ないということに注意してほしい。発達障害の臨床を独学で行うことには無理があり，独学は必ず歪む。これは逆に，統合失調症の診断と治療が本のみを頼りに可能かどうか考えてみれば明らかであろう。

表11　統合失調症と自閉症スペクトラム障害の症状の鑑別点

	統合失調症	自閉症スペクトラム障害
幻覚	大多数は幻聴，周囲の変容感を伴う	大多数はフラッシュバック，幻視様訴えを伴う
幻覚の時間的経過	長時間継続する	一瞬であることが多い
幻覚の内容	内言語の外在化	実際に過去にあったことのフラッシュバック
抗精神病薬への反応	早期であれば良好	抗精神病薬に対して難治性（SSRIが有効だが，下記の気分変動併存の場合は禁忌になるので使用には慎重を要する）
双極性障害の併存	一般的には希	よく見ると気分の上下をしばしば併存する
解離の併存	一般的には希	よく見るとしばしばスイッチングが認められる
子ども虐待の既往	一般的には希	しばしば認められる
幼児期から学童期の対人関係	大人しい目立たない子であったものが多い	しばしば集団行動困難，興味の限局，孤立，迫害体験などが認められる
コミュニケーションのあり方	会話が筆記よりも困難が少ない	しばしば筆記の方が会話よりもスムーズ
こだわり・強迫	初期には一般的には希	生涯を通じてさまざまなこだわりや思い込みを抱える
発達障害診断の親族の存在	希	非常に多い

　いくらかの無理を承知の上で，統合失調症とASDの鑑別点を表11に並べてみた。このなかで，筆者にとって特に重要と思われる点は2点である。ひとつは統合失調症における幻聴と，フラッシュバックおよび解離性幻覚との鑑別である。もうひとつは，発達障害の親族の存在である。
　統合失調症における幻聴は，通常の音声言語とは異なった聞こえ方をする。多くは，患者の行動に添って，それを叱責したり，否定的なコメントを加えたりというものが多く，時間的には長時間にわたって継続する。ま

た内容ははっきりしているのに，聞こえているのかいないのか不確かなことがよくある。一方，発達障害に認められる幻聴様の訴えの大半は過去に実際にあった出来事のフラッシュバックである。実際に言われた非難であったり，悪口であったりする。さらに誤診を招きやすい状態とは，Aのように発達障害の基盤に，子ども虐待などの複雑性トラウマが掛け算になって，解離性の幻覚が生じた場合である。

　Cにおける誤診のポイントは，いじめのトラウマという問題を軽視した点にある。ASDの場合，未診断で不適応を生じた症例の場合には，ほぼ全症例と言ってもよいくらい，義務教育のなかで激しいいじめを現実に受けている。ASDに生じるフラッシュバックを，筆者はタイムスリップ現象と命名し，記載を行った[56]。このような記憶の病理に加え，表6に示されるように実際に子ども虐待も少なくない。対照群ですら3割弱に陽性であるのだ。誤診例のなかには，難治性の統合失調症として長年にわたって治療を受けているという例もしばしば認められる。統合失調症に認められる幻覚はほぼ幻聴であるのに対し，解離性幻覚の場合には幻視を伴うことが少なくない。背後に，人格のスイッチングが認められれば，解離性幻覚を疑わせる大きな決め手になる。

　フラッシュバックにせよ，解離性幻覚にせよ，このタイプの幻覚の特徴は，抗精神病薬に対する難治性である。また不思議なことに，解離性の幻覚は抗精神病薬にやけやたらと強い。副作用すらまったく出現しないという例もしばしば経験する。これは現在進行形で，心身が戦闘状態を持続しているからなのではないだろうか。抗精神病薬の馴化作用は，本人の安心なしには発揮されにくいのであると思う。

　現在，成人を対象とする精神科医においても発達障害の啓発は徐々に進んできているが，症例Cのような，それにトラウマが掛け算になった場合の対応に関する啓発は十分ではない。むしろトラウマに対してどのように対応するのかという問題は，児童青年精神科医であってもまったく不十分

Ⅲ　暴力的な噴出を繰り返した症例

　発達障害は統合失調症ではないので，抗精神病薬の馴化作用を用いるとすれば，それは副作用に他ならず，筆者としてはできるだけ少量で短期間に限定して用いることをこれまでにも勧めてきた。しかし知的障害を伴ったASDの症例で易興奮などに，大量の抗精神病薬が処方されている例がある。このような場合，だいたいは背後に，トラウマ的な事象が絡んでいて，つまり他のトラウマ症例と同様にやけやたら薬には強い状況が生じてしまう。筆者は何十年か前，入院治療をしていた小柄な小学校高学年の自閉症児（強度行動障害の児童であった）が単剤のレボメプロマジン300mgを服用しても，眠気も副作用も生じずに跳ね回っているのに驚嘆をした記憶がある。

【症例D】

　Dは中学生の男児である。幼児期から対人関係は不良で，集団行動が非常に苦手であった。小学校低学年に専門医を受診し，そこでASDの診断をすでに受けている。小学校高学年で学校の授業について行くのが困難になり，中学生になると不登校を生じ，さらに家庭内暴力が生じ精神科への受診となった。

　荒れた状態が続き，D自身も不眠を強く訴え，比較的多めの薬物療法で維持をしていた。筆者が前医から紹介を受けDの診療を担当した当初，ペロスピロン（ルーラン）48mg，アリピプラゾール1mg，クエチアピン（セロクエル）200mgを服用していた。薬を減らすことをD自身が嫌がり，これだけの薬がないと眠れないと述べていた。しかし，朝起きることができず，深夜に寝て昼過ぎに起きる生活を繰り

表12　Dの処方の変更

| ・ペロスピロン　48mg
・アリピプラゾール　1mg
・クエチアピン　200mg | ⇒ | ・炭酸リチウム　1mg
・オランザピン　1mg
・ラメルテオン　4mg |

⇓
なし

返し，登校はまったくできなかった。筆者は診断をやり直し，現在も過敏性を抱えていて，ASDの基盤が認められることをあらためて確認した。ここでハプニングが起きた。暑い夏に，家庭のクーラーが故障し，Dはあわや悪性症候群を起こしかけ，一挙に服薬がゼロになった。そうしてみると，睡眠相が後退することや，軽度ながら被害念慮が継続的にあることがわかった。

　そこで少量の処方で再開した。炭酸リチウム1mg，オランザピン1mg，ラメルテオン4mgの服用で，睡眠相の後退もなく，放課後であれば，学校にも足が向かうようになった。また不思議なことに，家庭内で暴れることも激減した。

　1年あまり後，Dは卒業を契機に服薬をすべてやめ仕事に就いている。特に荒れることもなく，被害念慮も認められず，睡眠の乱れも生じていない（表12）。

　抗精神病薬の馴化作用を用いて，荒れている状態を一時的に押さえるということにすべて反対というわけではない。むしろそれをしなくてはならない場合というのはあると思う。しかし漫然と継続することはやはり避けなくてはならないだろう。Dにも認められるように，どうも荒れる時期というのは背後に気分の変動があるのではないかと思う。一度落ち着いてし

まえば，今度はフラッシュバックが起きない限り，この症例のように速やかに薬をゼロにもってゆくことも可能である。それで不調になったら，また受診してもらえばよいのである。

第5章

気分障害をめぐる混乱

I 子どもにうつ病はあるのか

　気分障害をめぐる問題は，統合失調症診断をめぐる薬物療法の問題とは水準が異なると，先に述べた。繰り返せば，気分障害とりわけ双極性障害に関して，精神医学自体が混乱をしており，現在のところ臨床的には未整理であるからだ。特に大きな問題は第4章で示したパターンの5）気分の易変性に対して双極性障害と診断し処方したが，著効が得られなかったため多剤・大量処方になった場合である。この点こそまさに発達障害とトラウマというキーワードを入れることによって，混乱を整理する道筋が付くのではないかと筆者は考えているのであるが，気分障害をめぐる薬物療法の以前に，気分障害そのものの混乱に関する整理をしておきたい。正確な診断こそ正しい対応には必要不可欠であるが，概念や診断が混乱していると，その根幹が揺らいでしまうからである。

　振り返ってみれば，わが国の児童精神科医は（たぶん世界の精神科医も），比較的最近まで，児童期のうつ病の存在に関しては非常に懐疑的であった。10歳以降の前思春期ないしは青年期前期において，非定型病像を短期間の周期（rapid cycler）で呈する，いわゆる前思春期周期性精神

病もしくは若年周期精神病に関しては，高木[66]，大井[45]，山下[75]らによって報告が行なわれてきた。しかし10歳以前の学童のうつ病に関する報告は，わが国では非常に稀であった。Makita[32]は，慶応大学病院の10年間の3,000例をこえる児童のうち，精神病的うつ病は1例も存在しなかったと述べている。大井[45]は1971年から1975年までの5年間に名古屋大学医学部精神科を受診した18歳未満の児童1,874名中，うつ病ないしうつ状態の症例は60例あったが，10歳未満の症例はなかったと報告し，高木[67]や，また石坂ら[20]も10歳以前のうつ病の症例を経験していないと述べている。

この状態が変わったのは，1980年DSM-Ⅲの登場である。世界を席巻したDSM-Ⅲはクレペリン型の診断への回帰であった。つまり病因を特定しないことを前提とし，児童も成人も，基本的に同一の診断基準でうつ病の診断を行うという劇的な変化が生じた。そうしてみると，成人と同様の診断基準を用いてうつ病と診断できる児童がある程度存在するという報告が，数多くがなされるようになった[27,40]。

ここで表13に大うつ病の診断基準を掲げておきたい。ところでなぜ大なのか。これは英語のMajor Depressionをそのまま大うつ病と訳したからだ。アメリカのプロ野球Major Leagueを大リーグと訳しているのと同じである。Majorには主要なという意味があり，こちらの方がわかりやすいかもしれない。つまり何に対して主要なのかというと，軽症抑うつに対してである。カテゴリー診断において，しばしば診断基準を満たさない軽症のものを軽症うつ病と呼ぶことが多い。DSM-ⅢからDSM-5までほとんど診断基準は変わっていないので，DSM-5の診断基準を掲げる。具体的な症状がわかると思う。ここで問題になるのは，抑うつが子どもの場合はイライラ気分として表れることがあるという一文である。ここは本当にこれでよいのか，筆者自身はDSM-Ⅲ以来，首を捻ってきたのであるが，この問題は第6章で取り上げる。

表13 大うつ病（Major Depressive Disorder）DSM-5 [3]

A. 以下の5つが2週間見られる，少なくとも1もしくは2を示す．
  1. 抑うつ気分が毎日（子どもの場合はイライラ気分のこともある）
  2. すべてのことへの興味や喜びの減退が続く．
  3. 体重の減少もしくは増加（子どもの場合には成長の抑制）
  4. 不眠，もしくは過眠が毎日
  5. 精神運動性の焦燥，もしくは制止が毎日続く．
  6. 倦怠感，エネルギーの喪失が毎日続く．
  7. 無価値感，過剰で不適切な罪責感
  8. 集中力，思考力の減退，判断ができない状態が続く．
  9. 企死念慮
B. 社会的適応の障害が生じている．
C. 薬物や医学的な状況によって生じていない．
  （対象喪失による悲嘆反応があるときは注意せよ．）
D. 精神病圏の病態によるものではない．
E. 躁，軽躁エピソードが存在しない．

そして1990年代になると双極性障害の見直しがなされ．大うつ病と双極性障害の比較から，両者がまったく異なった病態と素因とをもつ，要するに異なった疾患という指摘が相次ぐようになった．

Ⅱ 混合病像をめぐる混乱

2013年発表されたDSM-5において，この両者は別の疾患群に分けられ，気分障害（Mood Disorder）の中心は大うつ病から，従来から内因性と考えられていた双極性障害に移動した．双極性障害および関連障害群（Bipolar and Related Disorders）は，抑うつ障害群（Depressive Disorders）と明確に区別され，したがって，DSM-Ⅳまでの気分障害という用語はDSM-5では消えた．双極性障害および関連障害群は，症状学

的・疫学的・遺伝学的に，統合失調症スペクトラムと抑うつ障害との中間に位置づけられるという見解から，DSM-5における記載の順番は，統合失調症スペクトラム障害群，双極性障害および関連障害群，次いで抑うつ障害群になっている。この背景にはさらに，混合性病像を整理し，双極性障害の過剰診断を減らすといった意図もうかがうことができると鈴木は指摘する[64]。

混合性病像におけるこれまでの混乱について，鈴木[64]が的確な整理をしているので紹介する。混合性うつ病（Mixed Depression）という概念は，操作的診断の導入によって，双極性障害の概念が古典的な躁うつ病よりも広くなった結果として登場した。Akiskal[1]が双極傾向を示す性格あるいは素因としてソフト双極スペクトラム（"soft" bipolar spectrum）という概念を記載し，大うつ病患者にも双極性障害の素因をもつ者が多いと述べた。続いてKoukopoulos[29]が混合性うつ病の記載を行い，軽躁症状をもつ単極性うつ病または双極性うつ病が存在すると主張した。つまり，この論点に従えば，混合性うつ病とは双極性傾向をもつ大うつ病である。一方従来の混合性エピソードは，躁病エピソードの基準と大うつ病エピソードの基準とを同時に満たす状態ということになっていた。したがって，軽い躁症状をもつ場合，それを拾い上げる診断名はDSM-Ⅳでは存在しなかった。

過剰診断の問題も，その背後には混合状態に関する評価が関係している。混合性うつ病は，単極性うつ病の30～50％に[1,4]，双極性うつ病では50～70％に[34]みられると報告され，自殺企図の可能性が高く[52]，不安・衝動性・物質使用を伴いやすい[35]と報告された。さらに軽躁症状は，軽躁病エピソードに移行しやすいことが指摘された[76]。これらの報告によって，難治性うつ病において高頻度に双極性障害の存在が背後に隠れていることが強調されるようになった。おそらくこのことがアメリカにおいて，双極性障害を膨れあがらせる要因になったと考えられる。

この同じ傾向が児童の気分障害においても生じた。児童の領域では重度気分調節不全（Severe Mood Dysregulation: SMD）[6]という概念が提示され，周期的な激しい気分変動が認められれば双極性障害の類縁と診断される傾向が生じていた。DSM-5においては，このSMDから双極性の気分変動を引き算し，気分変動を伴わず癇癪を噴出させる児童として重篤気分調節症（Disruptive Mood Dysregulation Disorder: DMDD）というカテゴリーが抑うつ障害群のひとつとして登場したのである。

さてこの議論で浮上する問題が2つある。ひとつは従来の神経症性うつ病と呼ばれていた，反応性の抑うつの問題である。もうひとつはいわゆる双極Ⅱ型の問題である。

Ⅲ　子どもの気分障害の実態

あいち小児センターの2千名を超える自験例の集積から，子どものうつ病圏の問題に関して，その実態を鳥瞰してみよう。診断はDSM-5に則り，激しい癇癪を繰り返す児童に関してはなるべくDMDD概念に従って診断を行っているが，気分変動の厳密な除外を行っていない。

最低限の解説を行う。双極Ⅰ型とは，いわゆる躁うつ病である。躁状態とうつ状態を症状のみられない寛解期を挟みながら繰り返す。このグループは遺伝的な素因が高いことでも知られている。双極Ⅱ型とは，抑うつが中心でそこに軽躁エピソードが挟まれる場合を言う。ここには出てこないが後の表17に登場する急速交代型（rapid cycler）とは，頻回の躁うつエピソードを繰り返すもの（定義としては1年に4回以上）である。気分変調症とは，不機嫌で抑うつ的な状態がだらだらと続くという困った状態である。大うつ病のようなきっかりとしたうつ病ではなく，継続的な抑うつ状態への診断名として用いられてきた。この病態も実は慢性のうつ病から，反応性の抑うつまで含まれてしまうことが，かねてから

表14　15歳以下の気分障害一覧（N = 172）

年齢	双極Ⅰ型	双極Ⅱ型（薬剤賦活）	重篤気分調節症	気分変調症	うつ病
3-5歳	2	2	6	6	0
6-8歳	1	5	20	7	5
9-11歳	2	7 (2)	12	21	11
12-15歳	6	9 (1)	11	19	20
計	11	23	49	53	36
虐待の既往	3	20	49	34	26
ASD＋知的障害	3	0	0	0	0
ASD	4	12	11	18	9
ADHD	0	1	15	4	1
その他の発達障害（境界知能，LD，知的障害）	0	3	1	4	2

問題として指摘されてきた。重篤気分調節症（DMDD）に関してはすでに述べた。

　表14は15歳以下の気分障害診断の一覧で，172名にのぼる。年齢別にみると3〜5歳においてさすがに単なるうつ病は存在しないが，なんというかまんべんなく，さまざまなタイプが認められる。一方併存する問題を見てほしい。DMDDにおいて100％，それ以外のうつ病圏の病態においても子ども虐待の既往が極めて高い。子ども虐待の既往は，双極Ⅰ型において27％を示す以外はすべて過半数を超えるのである。

　一方で，発達障害の既往も極めて多い。特に自閉症スペクトラム障害（ASD）は全体の31％に達する。そこで若年の3〜6歳の症例のみを引き出してみた（表15）。初診時とフォローアップのなかで診断名が変わっていった症例が多く，初診時診断，その後の診断を分けて記載している。一覧して目立つのは素因の多さと，虐待の既往の多さである。虐待の既往に

表15 若年症例一覧（N = 20）

#	年齢	性	初診時	その後に	家族負因	発達障害	虐待
1	3	f	変調症	調節症	母うつ	ASD	あり
2	3	m	分離不安	変調症	母うつ		あり
3	4	f	分離不安	変調症	母うつ		あり
4	4	m	分離不安	変調症	母うつ		あり
5	4	m	分離不安	調節症	母うつ	ADHD	あり
6	4	m	双極I	双極I	母うつ	ASD, 知的障害	あり
7	4	m	双極I	双極I	母うつ	ASD, 知的障害	あり
8	4	m	変調症	調節症	父うつ	ADHD	あり
9	4	m	分離不安	調節症	母うつ	ASD	あり
10	4	m	分離不安	調節症	母うつ		あり
11	5	f	変調症	双極II	母うつ		あり
12	5	m	変調症	軽快	母うつ		あり
13	5	m	分離不安	変調症	両親うつ	ASD	あり
14	5	m	双極II	軽快	母うつ	ADHD	あり
15	5	m	変調症	変調症	母うつ	ASD	あり
16	6	f	調節症	軽快	母うつ		あり
17	6	m	変調症	調節症		ADHD	あり
18	6	m	分離不安	変調症	母うつ		あり
19	6	m	変調症	双極II	母うつ	ASD	あり
20	6	m	調節症	調節症	母うつ		あり

至っては100％，うつ病の素因は，親のどちらかに認められない児童は実に1名のみである。また発達障害の既往も多い。このような特徴は，個々の症例をみるともっと明らかになる。

表16は，個人名が特定されないための配慮をした上で，背景となる状況を短くまとめたものである。いずれも過酷な状況に溢れていて，これでうつ病圏の問題が起きてこなければそちらがおかしいと思わず納得してしまう家庭の問題を抱える。また親のうつ病の素因といっても，そのなかに，

表16 若年症例の概要

#	年齢	性	症例の概略
1	3	f	重度アトピー，母親うつ病，掻きむしるのに母親虐待，激しい暴力パニックに
2	3	m	父親から虐待，母親アルコール依存，新しい父親が居なくならないかパニック
3	4	f	兄が急死，母親のうつ病，父のアルコール依存，悪泣きに激しい虐待
4	4	m	父親からの虐待で両親離婚，母親の重度うつ，パニック頻発，母兄姉も治療
5	4	m	母親の重度うつ病，患児の首を絞める，重度チック，激しいかんしゃく
6	4	m	母親BPD診断，不安定，重度のうつ，患児9歳の時母は胃がんで死去
7	4	m	上記と双生児のASD
8	4	m	父親うつで失職，兄が重症のADHDで他害しきり，幼児期から暴力パニック
9	4	m	父親が失職，母親が重度うつ，母方祖父母が養育，6歳頃から暴力パニック
10	4	m	父DV，母風俗で働く，母は心中をはかり患児の首を絞め刑事罰に，切れて暴れる
11	5	f	母はもと被虐待児，患児への激しい虐待，7歳を過ぎて気分変動が著しくなる
12	5	m	母親の激しいうつ病，患児は聴覚障害あり，父親の支えで軽快
13	5	m	両親のうつ病によってネグレクト状態，両親ともに対人関係希薄
14	5	m	2歳前後から両親の不仲，母親の抑うつ，ネグレクト，気分変動が生じるが治療で軽快
15	5	m	母親キッチンドリンカー，ネグレクト，心理的虐待，多動，抑うつ，心身症状あり
16	6	f	母方祖母自殺，母の兄もうつ病，母うつ病で，母親へのしがみつき嫌がらせ
17	6	m	父親からの虐待，兄からも暴力，祖父が育てていたが死去，その後火付けはじまる
18	6	m	母親は父親の実家で働き疲労困憊，妹の怪我入院から母親うつに
19	6	m	母親うつ病でネグレクト状態，登園拒否，やがて気分変動
20	6	m	両親離婚再婚，母親が解離あり，母親の祖父母が里親に，激しいかんしゃく

表17 15歳以下で，虐待も発達障害もない症例（15/172）

年齢	性	初診時	その後に	備考
7	f	うつ病	軽快	父溺死
10	f	気分変調症	軽快	いじめのPTSD
10	f	双極II	軽快	抗うつ薬の薬剤賦活あり
10	f	気分変調症	軽快	交通事故から不調
10	m	気分変調症	気分変調症	
10	m	気分変調症	軽快	重症チック，両親離婚
11	f	気分変調症	軽快	父死去
11	m	双極I	双極I	rapid cycler type
11	m	気分変調症	気分変調症	父うつ
12	f	うつ病	うつ病	父うつ
12	f	うつ病	気分変調症	
13	f	双極I	双極I	腎不全・ステロイド使用
13	f	うつ病	うつ病	友人との著しい葛藤
14	m	双極I	双極I	rapid cycler type
15	f	うつ病	うつ病	

親自身が発達障害や発達凸凹をもつものが多く，複雑性トラウマに付随したうつ病態という親が，存在するどころか大半を占める。こうして親の側の複雑性トラウマを想定してみると，はじめて子どもの側の「気分障害」の臨床像が理解できるのである。

　これらの資料が示すのは，児童の場合，虐待も発達障害もないうつ病はむしろ例外的ということである。筆者が診療を行っている症例が偏っているためなのか，筆者には判断ができない。だがこの資料から浮かびあがるものは，カテゴリー診断による臨床症状のみで診断を機械的に行って診断名を付けたところで，治療を組むためにまったく役に立たないという事実に他ならない。

　それでは逆に，発達障害も子ども虐待もない気分障害をもつ症例とはどんな症例なのだろうか。表17にそれをまとめた。虐待なし，発達障害なしの症例の最年少は7歳女児であるが，この症例は，弟が溺れ，助けよう

とした父親の溺死をきっかけに生じたうつ病で，限りなく悲嘆反応に近い。いわゆる若年周期性精神病に相当する急速交代型は散見されるが，家族の素因，交通事故，いじめのPTSDなどが認められる症例が大半であり，大きな要因がみられなかった最年少は10歳の男児の気分変調症であり，高校生年齢から初めて成人類似の臨床例が認められ，普通のうつ病（？）の最年少は15歳女児であった。

このように，子どものうつ病の治療を行うためには，発達精神病理学的な視点が必要である。だが繰り返すように，これは子どもだけの問題だろうか。筆者が親子併行治療を行わざるをえなくなった，子どもたちの親であるうつ病圏の成人の多くもまた，これまでの症例Bのように根深いトラウマを抱えるものが多く，表面的なカテゴリー診断をこれまで受け，治療をされてきたがゆえに，その治療がまったく成果を上げていなかったのである。

現在，科学的実証に基づく臨床（evidence based medicine: EBM）が推奨されている。EBMにはいくつかのキーワードがある。例えば対照群であり，二重盲験であり，無作為なグループ分けであり，数多くの客観的尺度の比較である。筆者は基本的にEBMに基づく姿勢について完全に正しいと考えている。しかし一方で，精神科臨床の場合に，EBMを打ち立てる上で，困難を伴う部分があることにも注意を払う必要があると考える。なぜなら，科学的証明が可能な事実の抽出のためには，しばしばさまざまな雑多な要素を絞り込み，削り落とすことが必要とされる。この絞り込みの部分に注意が必要なのだ。

Grandhinは動物の研究が，フィールドワークの裏打ちなしに，実験室で数理モデルを用いた抽象化された研究のみによって占められると，動物の実態から非常に解離した役立たない研究が増えるのではないかと，彼女の動物精神医学の本（『動物が幸せを感じるとき』[15]）の中で懸念を表明している。生き物の行動は複雑系なので，研究室の研究者とフィールドワー

クの研究者が協力をする必要があるのではないかと。

　筆者の懸念はグランディンと同じである。精神科臨床こそ究極の複雑系ではないか。例えば，どれだけ「科学的」にDMDDの治療研究を行ったとしても（症例は後述する），そこで「トラウマ」が関与する，多岐に，しかも長期にわたる問題を削除して測定を行ったら，その成果にどれだけ臨床的な意味があるのだろう。この本での筆者の立場は，フィールドワーカーであり，EBMを補完する役割と自分自身は勝手に考えているのであるが。

第6章

気分障害をめぐる誤診のパターン

I　気分障害をめぐる症例の類型，最も多いパターン

　治療がうまく行かない場合とは，実は単純な診断の問題に行き着くことをこれまでにも指摘してきた。その大きな要因となるのは，これまでに繰り返し指摘したように，ひとつは発達障害の見落とし，もうひとつはトラウマの見落としである。この事情は子どもも大人も変わらない普遍的な問題になりつつある。今回，最も多い気分障害をめぐる誤診の症例を紹介するにあたって，その類型として第4章で示したパターンを再録する。それは次のように分けることができる。

4）発達障害およびトラウマの存在に気づかず，気分の落ち込みをもってうつ病と診断し抗うつ薬を処方した。

5）発達障害およびトラウマの存在に気づかず，気分の易変性に対し，双極性障害あるいは人格障害と診断し処方した。

6）発達障害およびトラウマの存在に気づいていて，気分の易変性に対してうつ病，双極性障害と診断し処方したが，著効が得られなかったため多剤・大量処方になった。

このすべてが児童,成人を問わず本当に多いのであるが,特に成人において,残念なことに最も多いのは非常に単純な4)のパターンである。

【症例E】

　Eは40代の女性である。Eはもともと発達障害の診断を受けた息子の受診で来院し,子どもへの虐待的な対応があることが明らかになったため,すでに治療を受けていた精神科クリニックから筆者のクリニックに転院し,筆者が治療を行った。

　生育歴としては,E自身が幼児期から母親からの暴力暴言を受けて育った。Eは片付けが非常に苦手であった。Eは最初の結婚で暴力的な夫を選び,激しいDVを受けたため離婚した。20代から気分の落ち込みが著しく,精神科クリニックを受診し,うつ病として治療を受けた。しかしむしろ気分の上下が著しくなり悪化したため服薬は自己中断をし,通院もやめた。その後再婚し,今度は暴力のないよい夫に恵まれたが,生まれた子どもは非常に多動で,衝動的な行動が多く,それに対して子どもに激しい体罰を行うようになった。X－2年,Eの精神状態は非常に悪化し,再び精神科を受診した。再び,抗うつ薬が処方されたが,前回と同様にむしろ気分変動が著しくなり,Eの息子への体罰はエスカレートし,ついに近隣から虐待通報をされるまでになった。息子の児童精神科受診に伴い,Eも筆者のクリニックでの併行治療を開始した。

　当初から,Eが親から激しい虐待を受けていたことが明らかであったので,神田橋処方（桂枝加竜骨牡蛎湯2包,四物湯2包）と少量処方（アリピプラゾール0.3mg,炭酸リチウム2mg）を開始した。この服用によって気分変動は著しく軽快した。続けてEMDRを用いたトラウマ処理を実施した。その結果わかったのは,Eが幼児期に著しい多動や不注意があり,現在Eが子どもに行っているのとまったく同

一の叱責や体罰を，自分の母親から受けてきたことである。Eに対して，上記の服薬に加えて抗多動薬の併用（アトモキセチン［ストラテラ］40mg）を行った。この服用は著効し，行動全体が落ち着き，また自分と子どもとの関係が，母親と自分との関係とまったく同じ構造であることに対する気づきも得られた。EMDRをもちいたトラウマ処理のなかで，自分の母親への対決セッションを実施し，これまでの生活のなかでもしばしば母親に振り回されていた状態から，必要に応じて徐々に「ノー」が言えるようになった。X＋1年には，子どもへの暴力も減り，患者をはじめ家族の精神保健は著しく向上した。

　このパターンの症例がなんと多いことだろう。筆者は最近，子ども虐待の実件数が増加していることは疑いないとしても，その要因は一世代前の子ども虐待に対する治療的な介入の欠如であり，それが拡散型の世代間連鎖を引き起こし，疫学の常識を覆す今日の子ども虐待の増加を引き起こした主たる要因と確信するようになった。
　この症例に認められるパターンを抽出してみる。これらの諸点が冒頭に述べた症例Bと同じであることに気づかれる方も多いのではないかと思う。そうなのだ。数多く経験すると実は同じパターンなのである。
　親は発達障害というレベルは少なく，Bのように発達凸凹レベルが多いが，このEのように現在でもDSMの診断基準をチェックするだけで，きちんと陽性（EはADHD）を示す発達障害も実は少なからず認められる。親の側に被虐待の既往が非常に多く，その要因は軽度発達障害に気づかれず未診断で経由したことも大きな要因であると考えられる。親の側は気分障害を有していることが非常に多いが，とりわけ非定型的な双極Ⅱ型が多い。ただここでBにおいても，またこのEにおいても，薬剤賦活による発症（いわゆる双極Ⅲ型）が加算されているため，その自然経過がよいわかりにくくなっている。後述するように，実は双極Ⅱ型としても難治性で

あるのだが，その要因についての検討は後に回そう。

　つまりこのような場合，トラウマへの治療と，双極性障害への治療が必要だが，これまでの精神科での治療で成功していない例がきわめて多い。それはそうであろう。ＢもＥも，治療にあたった精神科医が少なくとも前者に関しては気づいていた気配がないのであるから。さらに今日，通常の臨床でトラウマ処理を行うためのトレーニングを受けている精神科医，臨床心理士はまだごく少数であるのだから。

Ⅱ　双極性障害をめぐるさまざまな問題点

　続いて５）のパターンである。

【症例Ｆ】

　　Ｆは初診時40代の女性である。筆者への最初の受診者はこれもまたＦの子どもである。子どもは比較的典型的な高機能自閉症スペクトラム（ASD）であるが，暴力的な癇癪を伴うパニックをしばしば起こし，両親はその対応に苦慮していた。相談を重ねるうちにその年長のきょうだいもまた，暴力的なパニックを繰り返していたことがわかった。登校はできており学校での適応は不良でないものの，激しい家庭内暴力を主として母親（Ｆ）に繰り返していることも明らかになった。父親も母親も，実は被虐待の既往があった。夫婦間の暴力はなく，互いへの献身的な支えが行われていたが，激しいパニックや暴力を生じる子どもに対し，虐待と言わざるをえない体罰が常在化していた。子どもたちの受診に伴い，母親Ｆのカルテ移動を行い，親子併行治療を開始した。

　　家族歴をあらためて確認するとＦの母親は気分の上下が著しく，幼児期には親からの激しい体罰があったという。またＦのきょうだいに

統合失調症診断で長年治療を受けているが，寛解に至っていない者がいるという。Fのきょうだいも，そしてFの母親も，気分の上下と，他者の気持ちの読み取りができないなど対人関係の問題を有し，加えて興味の限局が認められるという。

　Fは幼児期から対人関係は苦手で消極的であり，また周囲の雰囲気を読むことが困難であった。孤立しがちで，学校を通していじめを受けた。高卒後，仕事につき，職場で夫と知り合い結婚した。子どもが生まれた後，抑うつに陥った。子育ての過程で子どもに対して，虐待と言わざるをえない体罰を繰り返した。X－6年に精神科クリニック受診し，うつ病の診断で治療を受けたが，その後，気分の上下が著しくなり，また多弁，強引で精力的な行動が目立つようになった。夫によれば，このころから性格が変わったという。しかし，時々寝込んでしまう時期があり，そんな折には数週間，寝たきりになることもあった。精神科クリニックで，この経過を訴えると，躁うつ病と診断が変わり，X－3年からさまざまな薬物療法が行われたという。しかし，いずれも著効しなかった。子どもたちが小学校年代になるとパニックの頻発を生じるようになり，彼らはわれわれの外来で高機能ASDと診断され，上述のように併行治療が開始された。

　さてFの紹介状には，診断として双極性障害，境界性人格障害とあった。これまでの治療経過をみると，炭酸リチウムのみでは気分の上下は止まらず，「さまざまな気分調整薬を試みたが著効が得られず，バルプロ酸ナトリウムとパリペリドン（インヴェガ）の併用でいくらか軽快が得られた」とあった。転院時点での処方は，炭酸リチウム400mg，バルプロ酸ナトリウム800mg，パリペリドン6mg，ロフラゼプ酸エチル（メイラックス）2mgであった。炭酸リチウムは血中濃度を計りながら処方されていた。しかしながらFは全身の痺れ感，倦怠感，眠気などが続くため，こっそり減薬していて，実際の服

表18 Fの処方の変更

- 炭酸リチウム　400mg
- バルプロ酸ナトリウム　800mg
- パリペリドン　6mg
- ロフラゼプ酸エチル　2mg
  （実際の服用は半分程度）

→

- 桂枝加竜骨牡蛎湯　2包,
  十全大補湯　2包
- 炭酸リチウム　2mg
- アリピプラゾール　0.2mg
- ブロチゾラム　0.25mg

用量は処方された分の半分程度であったという。

　Fに確認をすると，気分が非常にハイになったことは生涯に1〜2回程度あったかなかったかであるという。自覚的には寝床からまったく起きられないときと，比較的元気なときを繰り返しており，また月経前は著しく不調になるという。このようなときの状態は自覚としてはイライラが著しく，周囲への八つあたり的な癇癪もあるという。この癇癪は薬の内容が変わって，抗うつ薬がなくなってから増悪し，気分は非常に不良でイライラすることが常在化していた。この時期の状態を詳細に確認してみると，過去のさまざまな不快記憶のフラッシュバックが頻発していたことが明らかになった。

　まず対フラッシュバックのために，漢方薬の処方を行い（桂枝加竜骨牡蛎湯2包，十全大補湯2包），それによって気分の変動はいくらか軽減した。ついで薬物を徐々に減薬し，併行してトラウマ処理を継続して行った。X＋1年の処方は，炭酸リチウム2mg，アリピプラゾール0.2mg，ブロチゾラム（レンドルミン）0.25mgに上記の漢方薬である（表18）。この治療経過のなかで，漢方薬と外来で行ったEMDR（われわれがチャンスEMDRと呼ぶ形で行い，1回のセッションは10分程度。第8章と付録2で詳細を示す）によって，フラッシュバックの頻度が減ってくると，気分の上下に関しては，ほぼ月経前と季節の

変わり目に集中するようになり，自他ともに非常にわかりやすくなった。つまり，因果律がどちらに向くのかよくわからないが，おそらくフラッシュバックがイライラやハイテンションなど，躁的な（注意！　これは厳密には躁とは言いがたい）エピソードの引き金となっているのではないかと推測された。

さて，大きな疑問が残る。前医はこの方がうつ病ではなく，非定型的な双極性障害と診断をしていた。確かに症状は双極Ⅱ型である。しかしこれは双極性障害なのだろうか。Fの場合，気分変動の中心になっている問題はフラッシュバックである。つまりここで鍵となるのは，複雑性PTSDという視点である。双極Ⅱ型から，複雑性PTSDによる気分変動の症例を分けることが必要なのではないか。

筆者は発達精神病理学の視点から再検討したときに，このような病態と子どもの重篤気分調節症（DMDD）との間に関連があるのではないかと考えるようになった。

Ⅲ　発達障害およびトラウマと重篤気分調節症

先に述べた気分障害の自験例においても，DMDDに相当する症例は少なからず認められた。次に激しいかんしゃくを繰り返した症例を紹介する。

【症例G】
　　Gは，小学校中学年に初診をした女児である。家族背景は，父親にASDと気分障害があり，父親から母親への暴力，子どもたちへの暴言暴力がある。患児は幼児期から集団行動困難，パニックの頻発が生じていた。小学校中学年になって，家族の病気とそれに伴う家族の多忙さのなかで，患児は頻回のパニックを生じるようになった。時には

表19　Gの処方の変更

・フルボキサミン　75mg ・リスペリドン　3mg　　　　　⇒　　　　　　なし ・レボメプロマジン　15mg

　刃物を振り回して暴れるといった状況が続き児童精神科を受診した。カルテに書かれた最初の受診時の診断をみると「適応障害，不登校」とある。外来で治らず1年あまり入院治療を受けた。小学校高学年で退院したがその後も大パニックは続いた。この時点で筆者への診療の依頼があった。転医時点での服薬はフルボキサミン（ルボックス）75mg，リスペリドン3mg，レボメプロマジン15mgであった。退院時の診断は，ASD，適応障害，不登校とあった。

　治療経過を記す。診断の見直しを行い，生育歴から患児がASDの基盤があることを確認した。また父親からの継続的な暴力被害と，父親から母親へのDVの目撃があった。つまり身体的，心理的虐待の既往があることがわかった。筆者は抗うつ薬を速やかに減薬し，抗精神病薬はゆっくり漸減した。同時に極少量の炭酸リチウム（2mg）の服用を開始した。これによってパニックの回数は激減した。フルボキサミンは数カ月以内に中止し，リスペリドンは2年がかりでゼロにした（表19）。現在はまったく服薬をしていない。こうして薬がなくなると，同時に患児の自己表出の苦手さがむしろ明らかになった。

　Gにおいて，パニック継続のひとつの要因はSSRIの服用ではないかと考えられる。さらに薬が切れて，初めて本来の問題が浮上してくるのである。そしてGはASD以外に，DMDDの診断基準を満たす。この新たな診断カテゴリーは先に述べたように，かつて重度気分調節不全（SMD）

として報告がなされてきたが，DSM-5においてSMDから気分変動が除外された形でDMDDとして登場した。

　筆者からみて不思議なのは，このDMDDの項目に子ども虐待との関連の記載がないことである。だが被虐待児においてあまりにも臨床像がよく似ている症例を数多く診る。GなどDMDDそのままではないか。DMDDの一部は愛着障害を基盤にした気分調整困難と考える方がわかりやすい。愛着障害があるからこそ，自立的な情動コントロールに困難が生じるのである。そしてこのGの延長線上に，先のFに認められる複雑性PTSDの成人の，難治性で非定型的な気分変動が発達精神病理学的に展開すると考えると納得ができるのである。

　いずれにせよ，このような病態に対してうつ病と診断し，多めの抗うつ薬を処方すると気分変動はむしろ悪化するのである。薬物療法の際に，薬理効果と同時に副作用をみるという習慣を，われわれは再度確認をしなくてはならないのだろう。

　脱線に近いが，若い児童精神科医の医師にお願いをしたいのは，Gが付されたように「適応障害」という診断を安易に付けないでほしいということだ。この診断は「困っている」という以外のものではないし，診断基準としては6カ月以内に終息するものを言う。小児科ではなく精神科まで足を伸ばして受診することが必要になった症例において，6カ月以内に終息した症例など筆者は見たことがない。自分の周りに重篤な子どもが集まっているという要因があるかもしれないが。

IV　複雑性PTSDにおける気分変動と少量処方

　最後の6）のパターンである。

【症例H】

　Hは初診時40代後半の女性である。この方もまた，もともとはASD診断を受けた子どもの治療からである。子どもの治療の過程で，非常に不安定な母親（H）への対応に困難を来たし，いろいろ試みたがいっこうによくならず，子どもの主治医および母親の主治医から紹介を受けて，筆者が治療を担当することになった。最近困ったことに，このような依頼が非常に多くなった。あたかも難治例のよろず相談所である。

　生育歴を確認すると，Hは父親からの激しい虐待を受けていた。母親からは虐待は受けていないが，父親が子どもたちに対して激しい体罰や理不尽な要求を繰り返していても，母親は傍観していてまったく止める気配がなかったという。10代から易怒性の激しい気分変動や対人関係の不安定，肥満恐怖が認められ，継続的な精神科での治療を受けていた。生育歴のなかでトラウマ体験が多数あるという。

　ささいなことから激しいフラッシュバックが生じ，家庭内でリストカットを繰り返し，数時間泣き続け，大量服薬が止まらないなどの問題を抱えており，夫婦間の不和，対人関係のトラブルなどが錯綜して生じていた。

　前主治医からの紹介状を読むと，X－5年からこれまでパロキセチン，セルトラリン，ミルタザピン，カルバマゼピン（テグレトール），リスペリドンなど服用してきたが無効で，わずかにアリピプラゾールの服用が有効であったが，増量をすると副作用が著しく，現在の処方になっていると書かれていた。転院時の処方は，フルボキサミン50mg，アルプラゾラム2mg分2朝夕，アリピプラゾール6mg，ゾルピデム（マイスリー）10mg分1寝る前であった。

　治療経過を簡略に記す。抗うつ薬やその他の薬物を漸減して行きながら，漢方薬を処方し，外来でEMDRを実施した。こうしてHが抱

えていた数々のトラウマの処理を行うと、X＋1年後にはリストカットが止まり、息子への発達障害への理解が進み、気分変動はほぼ消失した。X＋2年の処方は炭酸リチウム2mg、アリピプラゾール0.5mg、ラメルテオン0.8mg 分1、寝る前、桂枝加芍薬湯5g、十全大補湯5g 分2 朝夕である。

このHも対人関係の苦手さを抱えており、軽度ながらASDの診断基準を満たす。しかしながらこの症例は、ASDというよりも複雑性PTSDである。発達障害の臨床で、子どもの親が複雑性PTSDであることもまた実に多い。ここには当然、発達障害とトラウマをめぐるニワトリ・タマゴ論争が絡み、世代を超えてしまうと、先に述べたように、判別が著しく困難になってしまう。

ちなみにHでは、息子の問題行動が引き金になって不調になる時期が現在もある。しかしリストカットは完全に止まっており、その都度EMDRを行って、どのような過去の体験とつながるのかを確認することと、アリピプラゾールを若干増やす（0.5mg→0.7mg程度）ことで対応ができている。

さて単純性のPTSDに関しては、SSRIの効果が確認されているが、複雑性PTSDレベルになると、今のところ有効性が確認された薬物は皆無といってよいと思う。先に述べた症例Fにおいて、SSRIを中止したことがフラッシュバックの増悪を招き、症状の悪化をもたらした可能性があるが、さりとてSSRIの服用を継続すれば、気分変動に不良な影響が表れたのではないかとも考えられる。

われわれが治療している症例がすべて良好な経過をたどっているわけではないことは確かである。複雑性PTSDに関しては、また治療法そのものが確立されていないといってもよい[9]。だがわれわれの臨床において、複雑性PTSDに対して、少量処方と、漢方薬と、外来でのチャンス

EMDRの組み合わせによって，それなりに安全な治療が実践できていることにも注目をしてほしい。おそらくこのようなわれわれの治療的実践の報告は洋の東西を問わず初めてなのではないかと思う。

第7章

少 量 処 方

I　少量処方がなぜ有効か

　発達障害の精神科併存症に成人量の処方を行うと，副作用のみ著しく出現し薬理効果は認められないということが少なくない。発達障害への薬物療法は，もともと本来の薬の目的とは異なった使用の仕方をするので，少量処方が大原則であった。筆者は，最低用量の錠剤の半錠から始めることであったが，それ以上に減らす方が有効なことがあると，三好輝氏から指摘された[37]。三好の指示に添って減薬をしてみて，すべてではないにせよ，多くの症例でむしろ著効を示すことに驚嘆した。試行錯誤を繰り返すうち，薬の量はどんどん減って行き，ついに筆者からみても，常識外の量にまで到達してしまった。

　筆者はなぜ，このような常識外の薬物療法が，自分が診療を行っている症例の大多数に有効なのか再考してみる必要があると考えるようになった。

　一般的な常識において，薬理効果は直線モデルで考えられている（図6）。ところが，実は，このモデルに収まらない薬理効果を示すグループが少なからずある。第1は，U字型の薬理効果を示すグループである（例えば抗

第7章　少量処方　85

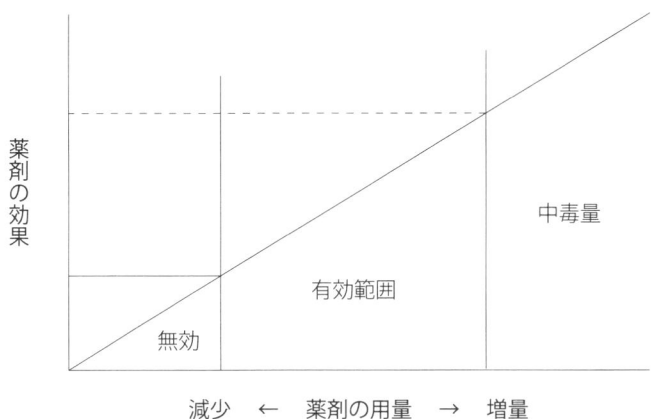

図6　薬理効果と用量の直線モデル

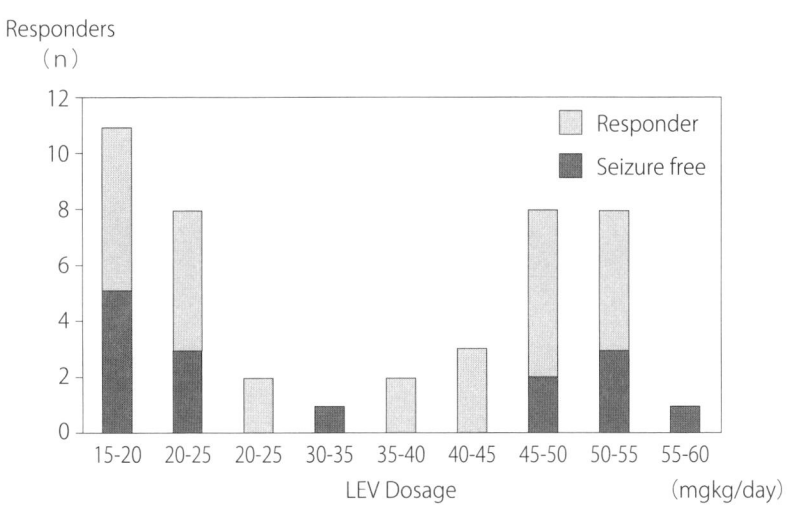

図7　U字モデルの例 [24]

てんかん薬のレベチラセタム，図7[24])。てんかんの治療において，発作がなくなった症例で，抗てんかん薬を減薬して行き，血中濃度が計測できないところまで減らしてもてんかん発作は生じないのに，ゼロにすると発

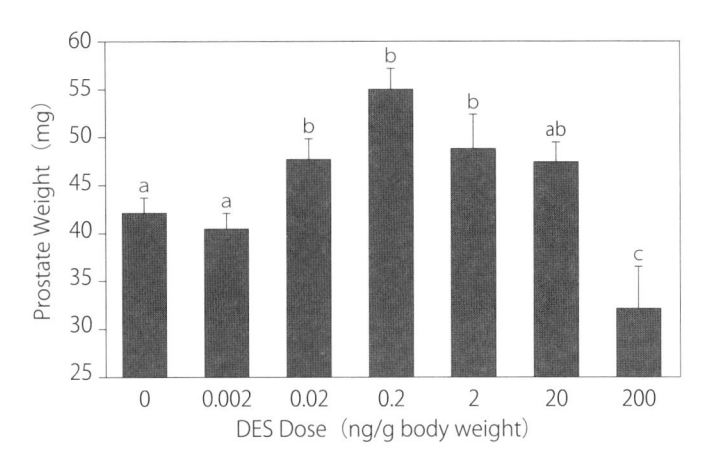

図8 逆U字モデルの例 [72]

作が起きるという例を時に経験しているので，レベチラセタムだけではないと考えられるが．

　第2は，逆U字型と呼ばれるパターンである。例えば妊娠中のマウスに合成女性ホルモン剤 DES を投与したとき，生まれてきた雄の成熟後の前立腺重量に与える影響がこのパターンである（図8）[72]。これは化学物質の低用量は高用量とは別の薬理効果が生じるという結果を示す有名な報告であるという。DES はホルモンの一種なので即効性の効果ではなく，長期的な影響を見たものである。ホルモンが非常な微量で大きな効果を現すことを考えてみれば，このような働きに関しては了解できるところである。

　第3は，逆相関型である。これはある種の毒物において，低用量ほど強い効果を発揮し，増量するとむしろその効果は軽減されるという不思議なパターンを示すグループである。例えば，カビ毒アフラトキシンB1に対するベロ細胞の反応である（図9）[49]。この3つのパターンを非直線モデルと呼ぼう。U字型のさらに低用量，逆相関型のさらに高用量のデータを加えれば，おそらくは逆U字型パターンがこの非直線モデルの基本と考えてよいのではないかと思う（図10）。

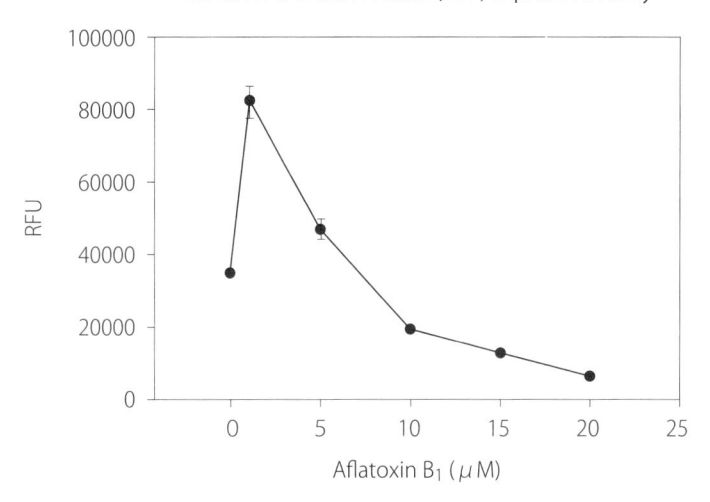

図9　逆相関モデルの例 [49]

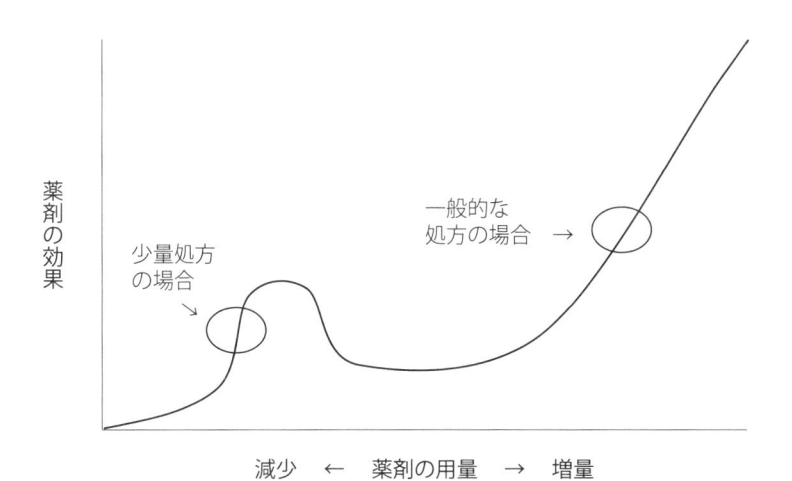

図10　薬理効果と用量の非直線モデル

なぜこのような「常識外」の薬理効果が認められるのであろうか。筆者は薬物の病態生理に関しては素人であるが，2つの可能性を考えつく。ひとつは逆U字における低用量薬理効果と高用量における薬理効果と，生体に働く部位が異なるという可能性である。もうひとつは生体の反応である。低用量では生体の反応は生じないかわずかであるが，増量していくと，生体がそれに対応する反応を生むようになって，むしろ効果は軽減する。さらに増量してその生体の反応を押さえ込むと，今度は直線モデルに類似した効果を示すようになるという可能性である。

すると生体が侵襲に対して大々的な反応を生じないレベルで薬物を使うことこそ，本来の正しい用い方ではないか。最低限の生体への刺激を行い，それによって生体に起きる一連のカスケードに後は任せるといった用い方である。中井久夫氏が，乱暴な処方を行うと，患者の最もよい敏感な部分を削り取ってしまうと言われたことも，これに通じるのではないかと思う。

II 少量処方の実際

少量処方の具体的な量を示す（表20）。

1．抗精神病薬

イライラの軽減など，おおざっぱな言い方をすれば，発達障害，特に自閉症スペクトラム障害（ASD）の児童や成人のセロトニン系の賦活目的で用いるのは，アリピプラゾール0.1〜0.5mg，ピモジド（オーラップ）0.1〜0.3mgである。これらの薬物は減薬して行くとむしろ激烈な作用を示すことがあって驚かされるという経験を何度もしている。

子どもと成人と量を変えなくてもよいのか？　筆者の経験では量を変えなくてもよい。たぶん体重が少ない子どもの場合，もっと減らしてもよいのかもしれない。だが子どもの場合には，それだけ発達障害由来の生の生

表20　発達障害基盤の薬物療法のまとめ（いずれも表示は漢方薬を除き1日量の力価）

- 抗精神病薬：アリピプラゾール 0.1 - 0.5 mg 分1，ピモジド 0.1 mg - 0.3 mg 分1，レボメプロマジン 3 - 5 mg（塩酸プロメタジン 3 - 5 mgと一緒に用いる）頓服で
- 気分調整薬：炭酸リチウム 1 - 5 mg 分1，脳波異常がある場合にはカルバマゼピン 5 - 50 mg 分1，ラモトリギン 2 - 25 mg 分1，また柴胡桂枝湯 1 - 2 包分2
- 睡眠導入薬：ラメルテオン 0.8 mg 分1，易興奮や過敏性を伴う場合，プロペリシアジン 2 - 3 mg（塩酸プロメタジン 5 mgと一緒に用いる）分1　悪夢に対してミアンセリン 10 mg 分1
- 漢方薬，対フラッシュバック：桂枝加芍薬湯（小健中湯，桂枝加竜骨牡蛎湯）2包，四物湯（十全大補湯）2包，分2（クラシエから錠剤）
- 漢方薬，対易興奮：抑肝散，抑肝散加陳皮半夏，甘麦大棗湯 1 - 2 包分2

理学的乱れも多く，大人以上に難治性であることも多い。

　ところで例えばアリピプラゾール 3 mg では無効なのか？　そんなことはもちろんない。だが 0.3 mg でもよいかもしれないのである。これが大きな違いになるのは薬の大量服用をされたときである。それから子どもの場合には，遅発性ジスキネジアを引き起こす可能性に関して，常に注意をする必要がある。また比較的大量の処方の場合は，離脱のときに非常に慎重に減薬をする必要がある。こんなことから，抗精神病薬は原則として，最低容量の半錠以下から始めることが重要である。筆者は，紹介された子どもの患者がすでに多量の抗精神病薬を服用していることがよくあり，「減薬だけで1年」とげんなりすることが多い。一方，成人患者に関しては同じことが抗うつ薬で生じている。

　イライラ不安時，不眠時の頓服として用いているのは，レボメプロマジン 3 ～ 5 mg と同量の塩酸プロメタジン（ピレチア）である。これは1日3 ～ 4 回用いてもよいので用いやすいが，それほど切れ味はよくない。リスペリドンの液剤などで興奮をわっと抑えるのは，やむをえない場合が

あることを知りつつもあまり推奨できないと考えている。興奮をしている本人が自分でコントロールする姿勢を多少なりとも持ってもらわないと，徐々に薬の量が増えるだけであるのだから。

2．気分調整薬

　気分調整薬は，炭酸リチウム 1 〜 5mg，カルバマゼピン 5 〜 50mg，ラモトリギン（ラミクタール）2 〜 25mg など。リチウムの極少量が気分変動にきちんとした効果を示すらしいことに関してはいくつかの証拠がある。極少量摂取が精神症状に有効であることを間接的に支持する報告が多い。飲料水のリチウム濃度と自殺率が負の相関をするという報告は，テキサス州[5]，オーストリア[25]，ギリシャ[14]，大分県[44]，青森県[55] などから報告されていて，ここでの飲料水のリチウム濃度はすべて 1 日あたり 0.1mg 以下である。そもそもなぜ炭酸リチウムといった単純な物質が気分障害に効果があるのか，諸説は提示されているものの，まだ完全に解明されたとは言いがたい。

　これも子どもの場合，もっと減らしてもよいのかもしれない。だが炭酸リチウムの 1mg というのは，現実的に処方が可能な限界に近い。しぶる薬剤師に三好が勧めている処方の方法は次の通りである。最低用量，100mg の炭酸リチウム錠剤，1 錠（100mg）を粉砕し，胃薬セルベックス 10g に混ぜる。するとセルベックス 0.1g で，1mg のリチウムが出来上がる。

　冗談として聞き流していただきたい。今日，医学部の教授は，精神医学教室といえども優れた研究者としての成果を求められるようになった。優れた研究者とは，凸凹レベルの ASD 傾向を有する方々が多く，その結果，気分変動を抱える方を散見する。全国の精神医学教室の医局のポットに 100mg の炭酸リチウムを放り込んでおけば，大学医学部というストレスの高い職場に働く医師や心理士のメンタルヘルスがきっとよくなるのでは

ないかと思うのであるが。

　炭酸リチウムの少量処方では気分変動を止めることが困難であった症例についても触れておきたい。それは筆者の経験ではほぼ例外なく，双極Ⅰ型の症例であった。臨床的な特徴としては，周囲にきちんとした（？）躁うつ病と診断をされる親族が複数存在すること，全体的な雰囲気は非常に元気で（つまりうつよりも躁的な雰囲気が優性で），たとえASDであっても社会性が低くないことである。ただしこのグループが抑うつに至ったときは，自殺企図のリスクは比較的高い。

　一方，ASDが基盤にある症例で，双極Ⅰ型の気分変動を示していても，炭酸リチウムの極少量処方で，気分変動が止まった症例を多く経験している。これはおそらく発達障害基盤独自の過敏性があるからではないかと考えられる。比較的通常量の炭酸リチウムを用いるといっても，血中濃度を推奨されたレベルまで上げなくてはならない症例をなぜか最近経験しない。炭酸リチウム50～200mgで十分である場合が多い。おそらく，アクティブな躁状態を止めるのと，維持量とでは異なること，さらに多少気分変動が残遺していても，副作用がなく，患者が進んで飲み続けることができる量が臨床的には適正量になるのではないかと考える。

　一方，双極Ⅱ型と診断される症例では，少量処方と漢方薬の組み合わせが著効するものが圧倒的に多いのである。繰り返すが，双極Ⅱ型とは双極性障害なのだろうか。先に触れたように，PTSD絡みの気分変動を双極Ⅱ型と診断してもよいのだろうか。

　バルプロ酸ナトリウムは服用中に妊娠するとASD児の出産リスクを上げるという報告が出たため[8]，特に筆者が担当することが多い不安定な女性には使いにくい。カルバマゼピンやラモトリギンは，やはりてんかんや脳波異常の基盤を有する気分変動に用いることがよいと考えている。両者とも血液系や皮膚障害などの重篤な副作用が時として生じることがあるので，極少量といえどもその使用は非常に慎重に行う必要がある。

最近になって，脳波異常が認められながらてんかん発作をもたない子どもや，コントロールされたてんかん発作を過去に有していた成人の場合には，柴胡桂枝湯が有効な例があるという経験をした。これは，古くから相見処方として知られていた，戦前から戦後に活躍した漢方の大家，相見三郎による小柴胡湯と桂枝加芍薬湯を一緒に服用する処方によく似た組み合わせである。活動中のてんかん発作に関しては，なによりも普通の抗てんかん薬でコントロールをすることが優先なので，ここで述べているのは少なくとも現在進行形で発作が生じていない場合についてである。

3．睡眠導入薬

睡眠導入薬として用いやすいのは，ラメルテオン 0.8mg（10 分の 1 錠）である。この薬物はこの量で用いると，睡眠位相を前にずらすという働きをするのである。希望する睡眠時間の 2 時間前に飲んでもらうようにしている。

抗不安薬系の睡眠導入剤は，抑制をはずすので非常に慎重に用いることが求められる。筆者は最低容量の半錠以上をなるべく出さないようにしているが，これまでの症例にあるように，すでに 2 錠 3 錠と出ている場合も多く，これまた患者を引き継いだ後，減薬にどのくらいかかるだろうとため息をつく。

生理的な易興奮を伴った不眠というより寝るときに毎回暴れ，睡眠時間全体が非常に短いといった ASD の幼児にはプロペリシアジン（ニューレプチル）2～3mg を塩酸プロメタジン 5mg と一緒に服用してもらう。これは ASD の不眠の特効薬であるが，たぶん副作用を用いているのだと思う。これもあまり増量にならないように注意して持いることが重要であると思う。

特異な用い方として，悪夢に対するミアンセリン（テトラミド）の服用である。1 錠 10mg を寝る前に服用する。悪夢の特効薬だが，ただし抗う

つ薬なので気分変動を増悪させないようになるだけ早く止める必要がある。筆者はトラウマ処理を開始し，侵入症状としての悪夢が辛くてたまらないという訴えのときにのみほぼ限定して使用し，トラウマ処理が進んで悪夢が軽減したら止めるようにしている。

4．対フラッシュバックおよびその他の漢方薬

　フラッシュバックの特効薬が神田橋処方である。これは，桂枝加芍薬湯（もしくは小健中湯または桂枝加竜骨牡蛎湯）2包，四物湯（もしくは十全大補湯）2包を分2で服用してもらう。この漢方薬に関しては，クラシエから錠剤が出ており，粉の漢方薬の服用が難しい場合に用いることができる。子どもの場合には，小学校低学年において，1包を分2に分けて服用してもらうことが多い。神田橋はオーリングを用いて相性を決めることを推奨しているが，筆者は初診の患者にそれを行う勇気がなく，用意した漢方薬を少量なめてもらって，一番飲みやすい組み合わせを処方するようにしている。

　それ以外の漢方薬でよく用いるものは，抑肝散および抑肝散加陳皮半夏（こちらはおなかが弱い子ども，成人の場合）と甘麦大棗湯1～2包である。筆者は，興奮したとき怒ってしまう場合が前者，泣いてしまう場合が後者の適応がよいかと感じているが，エビデンスはまったくない。

5．禁忌薬

　禁忌薬についても触れておきたい。

　発達障害基盤も，トラウマの既往がある場合も，抗不安薬は抑制を外すだけなのでほぼ禁忌，特にエチゾラムは怖い。SSRIは気分変動を悪化させる可能性があるので非常に慎重に用いることが求められる。念のため繰り返すが，抗不安薬やSSRIの使用に細心の注意を要するのは，発達障害や複雑性PTSDの症例においてである。一般的な不安障害やうつ病に使

うなと言っているのではない。

　筆者はトラウマ治療の実施は神田橋処方でトラウマの圧力を軽減させた後に実施しており，通常の精神科臨床にEMDRを援用した簡易精神療法の形で組み込むことが多い。ASDの場合はチャンスEMDRという形で行わざるをえず，また複雑性PTSDの場合には，少しずつ内部のトラウマの圧力を下げて行くような短時間の処理にとどめる方が，むしろ安全で患者を脅かさないという要素もある。この詳細については後述する。

　これらの少量処方がプラセボ効果ではないかという疑義は当然である。だがプラセボ効果であれば，それはむしろそれに越したことはないと筆者は（開き直って）考えるようになった。発達障害といえども精神科医に受診する目的は受診しなくてもよくなることであるのだから。発達障害やトラウマは，統合失調症，うつ病，てんかんではない。特に複雑性PTSDがあって不安定な対人関係を有する患者の場合，大量服用も，突然の中断も実に多い。この際，少量処方と漢方薬は，どちらをやられても大丈夫である。例えば炭酸リチウムを1日1mg処方していて，28日分まとめ飲みをされても28mgである。また筆者は漢方薬を2週間はおろか1週間分のまとめ飲みしたという例を寡聞にして知らない。
　実はこの少量処方のもうひとつの対象がある。それは老年期の患者である。こちらも通常の成人量を処方されるとふらふらになってしまう。ひょっとすると，こちらの方が対象としては発達障害よりも緊急性が高く，重要なのかもしれない。
　ここに記した少量処方はエビデンスはなく，エキスパート・オピニオンに属するが，フィールドワークから得た知見である。若い精神科医による今後の科学的検証を期待したい。

Ⅲ　発達障害臨床でよく遭遇する主訴への薬物療法

これは付録に近いが，子どもの発達障害臨床でよく遭遇する主訴に対して，診療のコツといったものを短くまとめる。特に最初の幼児期の例は具体的な処方例を提示する。

1．幼児の ASD 児の不眠と巻き込み行為
【症例Ⅰ】
　Ｉの初診は２歳になるかならないかである。診断としてはさまざまなこだわりと過敏性，社会的交流の苦手さがあり ASD の女児である。両親，特に母親はＩの激しい夜泣きと短い睡眠時間，長時間の不機嫌に振り回されていた。家庭の問題はないのか。もちろんある。あるからこそ，家庭内は緊張が続き，過敏なＩを刺激し，相互に悪循環を作っていたのだ。だが家庭の状況からの改善は困難であると考えられた。そのくらい深刻であったということだ。そこでともかくＩに寝てもらおうということになった。処方はプロペリシアジン 3mg，塩酸プロメタジン 5mg である。この処方は著効し，母親はＩが生まれてはじめて自分もぐっすり眠ったと感想を述べた。しかし少し効き過ぎるようで，試行錯誤の結果プロペリシアジン 2.5mg 程度に落ち着いた。
　その後もさまざまなエピソードがある。Ｉの問題は，母親への巻き込みである。特に困ったのが３歳前後の次のような巻き込みである。Ｉは母親がにこにこしていることを求め「お母さん笑って」と要求する。母親は「笑っているよ」と笑顔で答える。「笑ってない，お母さんほんとうに笑って」とさらに要求がエスカレートする。だんだん顔を引きつらせながら「ほんとうに笑っているよ！」と母親が叫ぶと，Ｉも「ほんとうに笑って！」と絶叫する……。この時期に，ピモジド

0.2mgをプロペリシアジンに加えて処方したところ、流涎が止まらなくなり、0.1mgでは効かず、0.15mgなどという薬剤師が怒り出すような処方になった。

しかし幼稚園に通うようになったころからIの生理的な不安定さも少しずつ改善してきた。その後も服薬を続けているが、毎日ではなく、また服薬の量も処方の約半分から4分の1を用いれば十分とのことで、薬のさじ加減は母親に任せている。何よりもうれしいのは、Iが園ではほとんど普通の子として活動ができていることである。昔の激烈な状態など、今のIからは想像がつかないのではないかと思う。

2．幼児期のASD児の易興奮

典型的なパターンを示す。

【症例J】

3歳のJである。JもまたASD診断の男児である。年子の弟が自分の思ったとおりの行動をしないと怒ってしまい、弟の持ち物を取ってしまう、弟の行動を止めてしまう、弟を泣かしてしまう、自分も泣いてしまうということが主訴である。そうなると母親はJを叩いてしまう。こうして悪循環ができ上がっていた。

母親にまずペアレント・トレーニングを受けてもらい、Jへの接し方を褒め伸ばしにしてもらうことを計った。すると全体のトラブルは半分ぐらいに減ったというが、母親はまだよくなっていないと言う。薬を出そうかと提案すると、薬を用いてよくなるのは嫌だと言い、自分が何をしたらいいのか、子どもに何か治療はないかと繰り返す。このやりとりでおわかりのように、母親は凸凹レベルのASDである。ごくごく少量の薬の副作用より、お母さんが子どもを叩く方の副作用がよほど大きいことを説明し、ピモジド0.15mg分1、また母親に

もカルテを作ってもらって抑肝散2包を処方した。

　2週間後には，この1年間で初めて母親が逆上せずに生活ができたことが報告された。実のところ，これが子どもか母親かどちらの薬理効果によるものか判然としない。母親は薬が効いたとは感じないと述べていたが，数カ月間の服薬は同意した。その後2カ月あまりで母子とも薬物を用いなくともよくなった。

3．学校で暴れる

　暴力や性化行動は，何もないところにぽこんと生まれることはない。必ずやオリジナルがあり，子どもに暴力や性化行動を移した存在がいる。また学校での不適応の最も多い要因は学校のクラス選択と子どもの学力とのミスマッチである。家庭での暴力源を特定し，それを絶つこと，また子どもの学力に合わせた学習の場を選択させることを最初にしなくてはならない。

　前者においてしばしば親の側の診療が必要になり，その具体例はこれまでに詳細に述べた。後者に関しては，学校における特別支援教育のシステムが弱い地域（つまりわが国大多数）では非常に大変である。児童精神科領域での臨床の8割はソーシャルワークである。その上で，薬物療法による対処療法が可能になる。易興奮の場合には少量の抗精神病薬，フラッシュバックがある場合には神田橋処方とトラウマ処理（後述）が有効である。

4．強迫症状とチック

　子どもの強迫性障害は成人ほど治りが不良ではない。ただしASDに併存した強迫性障害がとても多く（筆者の自験例で48％に達する），この場合にはASDのこだわり行動と連続性がある。さらにチックとの連続性もある。強迫そのものはセロトニン系の賦活薬が有効だが，チックの場合にはむしろ抗精神病薬の処方が中心になってくるので，ここでも重要なのは

正しい診断である。チックは原則放置が望ましい。何をしてもそんなによくならないからである。一般に高校生年齢などある年齢まで達すると，自分で目立たないように工夫をするようになって，見かけ上は治癒する。チックがひどくなるときは，心理的支えのない状態で背伸びをしているときなので，この点を周りの大人が知っておく必要がある。

強迫症状で一番大切なことは巻き込みを作らないことだ。自分でやることに関しては限界があるが，強迫行為を人に手伝ってもらうとその限界を突破してしまい，あっという間にエスカレートするからである。強迫にエネルギーを送っているものが何なのか，つまりどこに不適応の要因があるのかきちんと特定し，その不適応への治療的な介入を行うことが，最もエネルギーのかからない治療方法である。

チックではない強迫において，セロトニン系の賦活のための薬物療法は有効だが，小学校低学年までであればクロミプラミン（アナフラニール）0.5錠（5mg），それ以後であればフルボキサミン0.5錠（12.5mg）程度の少量処方を維持し，筆者はできるだけ最低容量の1錠以上に増やさないようにしている。薬の量が増えるとそれに対する副作用を心配しなくてはならないし，特に発達障害併存の強迫症状の場合には，環境の調整だけで症状が飛んでしまうこともよくあるからである。

5．緘黙

緘黙もまたASDの併存例が多い。全体の4割に達する。また6割に言葉の遅れがある。放置されがちであるが，青年期までもち越すとなかなか治らない。筆者はそんなことから，特にASD併存例は，積極的な入院治療を勧めてきた。通常クラスより，少人数クラスの方が，当然とはいえ緘黙には治療的に働く。薬物療法としてはクロミプラミン5mg程度の賦活が有効であるが，もちろんこれだけでよくなるわけではなく，患児のコミュニケーションのレベルを上げて行くための積極的な働きかけが必要で

ある。

6. 多動

ASDとADHDとの併存例は最近の報告では5割を越える。他の発達障害同様，ゲーム時間のコントロールを含む生活リズムの確保，褒め伸ばし，学力にあったクラス選択など，環境調整が何よりも大切である。薬物療法において，ASD併存の場合にはそれほどでもないが，比較的純粋なADHDの場合，筆者の経験では最も大切なことは，きちんとした服薬である。ADHDの親もまた凸凹レベルのADHDが多く，メチルフェニデート徐放剤（コンサータ）は頓服的な服用でもよいが，アトモキセチンの場合には，継続的な服薬を行わないと効き目が出ない。「きちんと飲ませていましたが，なぜか1週間分余りました」といった報告を聞くことがよくある。筆者はアトモキセチンの場合も1日1回服用で，できるだけカプセルの数が少なくなるように割り切って処方をするようになった。その方がまだしもきちんと服薬がなされないよりもいいからである。

抗多動薬は，多動をターゲットにして作られた薬である。したがって一般的には推奨された体重あたりの服薬量を筆者も用いることが多い。アトモキセチンにおいて，それほど多い数ではないが服薬で著しい興奮を生じる児童が散見される。この場合には最低容量の服薬が有効という場合もある。またアトモキセチンの服用でASDおよび双極I型と診断される児童の気分変動が改善した症例を経験している[41]。

7. 不登校

この要因もまた最も多いのが学力とクラス選択のミスマッチである。筆者は発達障害を専門にしているからなのか，成績がよい普通の（？）生徒が学校に行けなくなるというパターンの不登校をこの何年も診ていない。むしろ今まで指摘されていなくても，不登校を主訴として受診した児童に

おいて，何らかの発達障害および発達凸凹の基盤をもっているものばかりである。そして不登校とは，圧縮をすれば他者への不信である。この不信の根っこが何かを押さえる必要がある。トラウマ的な問題が絡んでいれば，その対処も必要になる。

　だがなんと言っても重要なのは学力とクラス選択のすりあわせである。特に発達障害や発達凸凹の場合，学習においても達成感が得られ，それによって子どもの自尊感情が守られることこそ第一の課題であるのだが。

第8章

EMDRを用いた簡易精神療法

I　タイムスリップ vs EMDR

　筆者はあいち小児センターにおける被虐待児とその親への対応のなかで，通常の力動的精神療法では歯が立たない事実に直面し，トラウマ処理の技法を学んだ。トラウマ処理として最も有効なエビデンスが出ているのは認知行動療法における遷延暴露法であるが，これはトラウマの焦点化が必要になる。われわれの対象である子どもや発達障害は，トラウマの焦点化が困難な症例が多いため，この点に関してはそれほど厳密性を求められないEMDR[54]を取り入れた。このなかで自閉症のタイムスリップ現象[56]への治療的対応が可能になるという筆者にとっては大発見があった。

　タイムスリップとは自閉症スペクトラム（ASD）の児童，成人が遙か昔のことを突然に想起し，あたかもつい先ほどのことのように扱う現象である。このような過去の記憶の偽現在化はecmnesiaとして古くから記載されており，またトラウマにおけるフラッシュバックと極似しているが，自閉症独自の要素もあるために，筆者は固有の名称を付した次第である。自閉症圏の児童，青年の記憶の病理であり，タイムスリップ現象による殺人事件まで起きているので，筆者は長年治療方法の模索をしてきたが，

EMDRに出会うまで成功していなかった。

　ここで最初にEMDRの普通のプロトコールを紹介しておきたい。

　どの症例に関しても，診断と評価をまず行いトラウマに関する評価，解離のレベルを診ておくことは言うまでもない。最初に，安全な場所のイメージの確認を行う。その後に標的となる外傷体験の映像の選定をする。ついでトラウマにまつわるマイナスの自己認知，その正反対に位置する自分がこうあったらよいという希望的，肯定的自己認知を確認し，その肯定的自己認知（VoC）を7段階で測定する。それからトラウマ記憶にまつわる感情，マイナスの否定的自己認知に関する辛さ（SUDs）を11段階で計る。さらにそれにまつわる身体感覚の同定を行う。その上で外傷体験を想起しながら眼球を動かす作業に入る。

　トラウマを想起しながら眼球を25回から30回ほど左右に動かすことを続けると，トラウマ映像が変わってゆく。最初に標的としたイメージとの距離がとれ，想起にまつわる苦痛が薄れていく。それに伴って，最初は想起されなかった新たな映像が浮かび上がってくる。そしておおむね数回から10回ほどの眼球運動を用いたセッションで心理的な苦痛は軽減され，同時に肯定的自己認知の評価が向上してくる。

　眼球運動だけでなく，左右交互刺激であればどのようなものでもそれなりの効果を示すことが確かめられている。例えば児童の場合には，治療者の左右の手を対面する患児の右左の手のひらで交互に叩かせるというタッピングや，ものを叩かせるドラミング，患児に胸の前で手を交差させ，患児の左右の手のひらで，自分の反対側の腕の付け根をぱたぱたと交互に叩かせるバタフライハグと呼ばれる技法も効果を示す。われわれがよく行っているのは，パルサーという左右交互に振動を作る機械（図11）を両手に握らせて，左右交互の振動の感覚を用いる方法である。最も効果が高く，また確実なのはやはり左右の眼球運動であると言われている。

　このEMDRによるトラウマ処理においてASD独特の難しさがある。

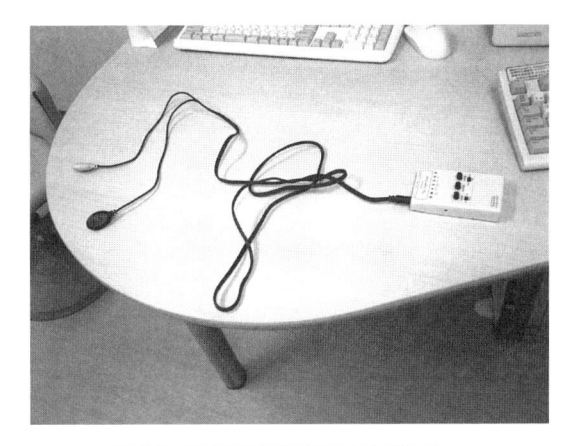

図11　EMDR治療に用いるパルサー

それはASD患者が知的能力によらず普遍的に2つのことを一緒にするのが困難という事実である。つまり想起と眼球運動を同時にできない。さらにもっと重要なことは，記憶のネットワークが通常の人とはかなり異なっているため，記憶が相互につながりにくく，処理による汎化が困難であることだ。そこでわれわれが行った対応方法は，両側交互刺激の振動を生み出すパルサーを用いて，想起に対して受け身の交互刺激を行うことと，個々のエピソードに対してすべて個別の実施をするというトラウマ処理であった。この方法であると，逆に1回の処理は数分間で十分である。これをわれわれはチャンスEMDRと命名した。

【事例K】

　具体例を紹介する。Kは，高機能ASDの8歳の女児である。幼児期にASDと診断し，その後継続的なフォローアップを行ってきた。Kは小学校入学後，支援クラスに籍を置き，参加可能な科目は通常クラスに通っていた。支援クラスにおいて，挑発や暴力を繰り返す男児が在籍し，Kはしばしばいじめ被害にあった。また教師の指示が困っ

たことにころころ変わり，相互に矛盾し，それによって患児が混乱したときにも，教師からは謝罪や訂正がないので，よけいに混乱するということを繰り返していた。外来はこうして，さまざまな嫌な忘れられないことの報告の場となった。このときに，治療者は外来で「嫌だったことを思い出して」と指示をしてパルサーにて数セットのEMDRを行い，その後，安全な場所を想起しながらのEMDRを2セット行った。時間にして4～5分である。普通，これでKの嫌な記憶は著しく軽減され，笑顔で外来を後にするのである。

さまざまなタイムスリップ現象を有するASDの治療を行う中で，われわれは異なったレベルの治療があることに気づいた[60]。チャンスEMDRによる現在進行形の被害などを対象とした処理が1番目のグループとすると，2番目のグループは，青年期の患者に過去の迫害体験の処理が必要となり実施した場合であり，多くはいじめの記憶である。3番目のグループは，すでに成人になった患者に過去の被虐待への処理が必要となり実施したものである。ここで処理を行わなくてはならない理由は，多くの場合これらの成人が今度は彼らの子どもへの加虐を生じているからである。このグループは，タイムスリップ現象の治療というより，複雑性PTSDへの治療である。この本に登場する成人の症例はほぼこの3番目のパターンである。筆者は従来，このグループにはEMDRのプロトコールにそったトラウマ処理を実施してきた。

しかし数多くの親子への併行治療を実施していく中で，外来が発達障害の基盤を有するトラウマ系の患者で溢れてきた。すでに述べたが，それは次のようなパターンの親子である。子どもの側はASDもしくはASDとADHDの併存で，被虐待がある。親の側はさまざまなレベルがあるが，多くは広範な自閉症発現型（BAP）に相当する発達凸凹が認められ同じく被虐待の既往があり，現在は子どもに対し加虐側になっている。この多

数の全員（筆者の外来は1日平均，新患2名，再来50名を数える）に時間をかけたEMDR治療を行うことは困難であり，また親の側は（しばしば子どもの側も）複雑性PTSDのレベルであるので，安全性を優先した非常に慎重な対応が必要とされる。筆者は心理士に治療の依頼をするのではなく，EMDRを援用した簡易精神療法を模索するようになった。

Ⅱ　複雑性PTSDへの簡易精神療法

　プロトコールにそった，90分をかけたEMDRはどうしても大精神療法にならざるをえない。そのぶん，困難やリスクも増してしまうところがある。そもそも辛いからこそトラウマに蓋をするのである。トラウマへの直面化は著しく患者を怯えさせ，時には激しい状態の悪化を招くこともある。蓋を開けるのは少しずつ，小出しにして，トラウマの圧力を徐々に下げる方が，安全性が高いと実感するようになった。その具体的なやり方を紹介する。

　これまで何度も強調をしてきたように，なんと言っても基本となるのは正確な診断である。特に子どもの初診の留意点に関しては「付録1」にまとめてあるのでこちらを参照してほしい。

1. 安全な場所の確認

　トラウマ処理の前に，まずは子どもも大人も安全な場所を確認する。普通の（？）ASDの場合，愛してやまない自動車のおもちゃとか，ゲームのキャラクターで事足りるのであるが，被虐待児，また元被虐待児で現在は加虐側になっている大人の複雑性PTSDレベルの人々において，この安全な場所が極めつきに困難なのだ。特に多重人格を作るまでに重い解離を伴う症例は，そもそもこの安全な場所をイメージすることすらできない。それほど，世界には安心できる場所がない。安全な場所のイメージを作れ

ない場合には，安心感がある体の部分を用いることが推奨されているが，これまた満身創痍で（背中には刃物の切り傷が，足はバットで殴られ骨折したことが，腹は蹴られて流産が……など），安心感のある体の場所を探すことすら困難という場合も多い。

筆者はぶっ飛んだイメージ操作をいろいろ行ってきた。比較的安定した時代に大事にしていた熊のぬいぐるみに自分がすっぽり入っているというイメージ，夫が葬儀屋なので棺桶の中に入って外からは誰も入ってこないというイメージ，近所の占い師に尋ねたところ，現実では実在していない妹が稲荷のキツネに生まれ変わっているとお告げを受けたので，稲荷の鳥居と数匹のキツネをとっさに描き，稲荷神社の結界の中にいるというイメージなどなど。安全な場所が使えるか否かは，その安全なイメージを想起させながら両側刺激を行えば，「ほっとする」か，逆に「危ない記憶が浮上してくる」かによってすぐに判定ができる。後者の場合には，当然ながら別のイメージを探す必要がある。

現在，過去を問わず大切にしていたペットがいると，それが安全な場所として使えることが多いし，また成人女性の場合ゆっくりと風呂につかっているといったイメージを選択することが多い。過去の逃げ場所であった押し入れの中に入っているといったイメージを選択する成人もいる。

トラウマ処理を行う際には，筆者はあらかじめ神田橋処方およびごく少量の抗精神病薬や気分調整剤の服用を行い，トラウマの内部圧力を下げてから実施するようにしている。素のままで実施するのは怖くてとてもできない。

最初は安全な場所の強化だけでもよい。それだけで生活が安定する。さらに日常生活が規則正しく送れているかの確認が必要になる。そもそもASDは時間的なパースペクティブがとれず，規則正しい時間を崩すことは大得意でも，作ったり守ったりすることは極めて苦手である。複雑性PTSDの成人の場合も，おそらく警戒警報鳴りっぱなしが恒常的になって

いるということなのだろうか，睡眠時間はばらばらであったり，著しい短時間睡眠であったり，多量の眠剤を飲んでようやく寝て，朝はまったく起きてこられなくてといった生活をしている者がむしろ一般的である。少し考えてみればわかるのだが，睡眠時間が極端に短かったり乱れていたりしては，どんな名医であっても抑うつや気分変動の治療は不可能である。ましてトラウマ処理などできるはずもない。ただこの不眠の要因が，侵入症状としての悪夢ということもよくある。この点からも，先に神田橋処方を服用してもらった方がよい。

2．フラッシュバックに対処する

次のターゲットは日常的に悩まされているフラッシュバックである。これも苦痛なフラッシュバックを尋ね，そのときの体の感触を確認し，そのままパルサーを握らせ，さらに握った手を体のその部分に当てて，いきなり処理に入る。パルサーの速度は，患者に合わせて調整をするが，20回程度の交互刺激を3セットぐらい行うと，少なくともフラッシュバックの圧力は少し軽減をするので，それでこのセッションの処理は止める。EMDRプロトコールにある主観的苦痛（SUDs）を測定し，下げたことを確認しなくてよいのか？　そもそも複雑性PTSDの場合，EMDRを行ってもSUDsは下がらないし，肯定的自己認知もまた上がらない。むしろ長目にしつこく追うと，つぎつぎと不快記憶が吹き出してきて収集がつかなくなり，患者の側は除反応を起こしたり，その状態に著しく怯え，次の回はキャンセルになったりする。

すぐに除反応が起きてボーとなってしまう場合には，クッション・テクニックと呼ばれる方法で，意識を，「今，ここに」戻す必要がある。これは元法では柔らかいクッションを投げあうのであるが，筆者は，クッションは怖いのではないかと考え，ポケットに入れているタオルハンカチを患者と投げあうようにしている。数回投げあうと，除反応が解け，患者は

治療を行っているこの場所に戻ってくるので，さらに処理を進めるのである。また首の後ろが痛くなると言うのは除反応が起きかけているサインなので，クッションテクニックを必要とすることが多い。しかし最近は，チャンス EMDR の形で上記のようにパルサーを用いることが多くなり，このようなマイナスの反応を作らずに処理をする場合が増えた。自分なりに技術が向上しているのかと思う。

　こうした短時間のトラウマ処理を短時間行い，フラッシュバックが少しでも軽くなれば，続いて安全な場所のイメージによって，数セット交互刺激を加え，開きかけたトラウマのふたを閉じる。これだけのワークでも，いろいろ夢に出てきたり，不快なフラッシュバックがしばらく続く。これらの副作用が生じるかもしれないことをあらかじめ告げ，しかしこれは処理が進んだ証拠だから怯えてやめてしまわないように，と患者を励まし 1 回目のセッションを終える。

　2 回目以降については，それぞれテーマ（例えば父親とか）を決め，付録 2 にまとめた 4 セット法を用いることが多い。

　このような短時間のトラウマ処理を続けていくと，フラッシュバックに悩まされ，振り回される頻度が減ってくる。そして，テーマが絞られてくる。これは成人の場合，性的被害を除けば，男女を問わず十中八九母親から受けた被害である。なぜこのテーマになるのかと考えてみると，それこそこに愛着障害の根っこが存在するからなのだろう。そうすると，このネガティブな母親（それは死去していることもあれば生きていることもあるが）に振り回される日常からの離脱がテーマとして固定してくる。ここまで来ると今度は，患者のもつさまざまな資質（それは部分人格の姿をしていることもあれば，人間ではないこともあるが）からのサポートを模索することも可能になる。

　筆者は，いつか EMDR 学会から破門されるのではないかと戦々恐々としながら，このような簡易 EMDR をひっそり実践してきた。さまざまな

精神療法の手技において，その源法の学習と遵守はとても重要であることは言うまでもない。しかし開き直った言い方をすれば，精神療法的な手法は，個々の治療者の個性や診療スタイルに合わせてひと工夫されて初めて，活きた治療法になるのだと思う。そもそも医療システムに関する国の違いも大きい。また発達障害のトラウマ問題など，わが国こそパイオニアであり，たぶん他の国ではこれまで行われてきていないと思う。また筆者が紹介した簡易版は，必要に応じてスタンダードなプロトコールにただちに戻すことも可能である。

現在わが国の臨床において，トラウマをターゲットにした，ボディーワークとイメージ操作をドッキングさせた新しい精神療法がつぎつぎに開発されている。それらはトラウマ処理を必ずしも伴わない催眠を加味した自我状態療法，ホログラフィー・トーク，ブレイン・スポッティング，思考場療法などなど，まさに百花繚乱といった様相を呈するようになった。当然であるが，それぞれが使い勝手の良さと悪さをもっている。

若い臨床家は，ぜひこの領域に注目してほしい。臨床はサービス業である。これだけ発達障害もトラウマも日常的に溢れているとなると，自分は研修をしていないのでその対応ができません，ということはプロフェッショナルとしてあってはならないことであるのだから。

付録 1

発達障害の診療のコツ

　筆者は児童の診療の要点のようなものを何度かすでに書いており（杉山[57, 59]参照），ここではそれらにおいて，これまでに言及しなかったもののみを集めて記す．

　筆者は原則として白衣を用いない．子どもが白衣を嫌がるからというのは表立った理由であるが，実は前任のあいち小児センターにおいて，白衣もネクタイもない生活を10年近く続けたところ，すっかりこの両者になじまなくなってしまったに過ぎない．成人対象の場合には白衣はあった方がよいと思うし，ネクタイもしているのが患者への礼儀である．

　最も幼児の場合，Ａ5をさらに半分にしたメモ用紙に子どもが好きそうな絵をいくつか描いて最初に渡すことから始めることが多い．さらさらと描ける絵をいくつか用意しておくのがコツである．子どもの緊張を和らげる以外に，子どもの言語能力を測ることができる．ゾウさん，ウサギさんといった名前だけでなく，部分名詞（例えばゾウさんの鼻は？　に指さしができるかなど）がわかれば，形容詞の理解に近いところまで言葉の発達があることがわかる．描いた絵は子どもに渡している．

　幼児から小学校低学年までの着席ができる子どもには，「名前」「年齢」「通っている園」「なに組さんか」「その組の担任の先生」「担任の特性（大きい先生か，小さい先生か，お年寄りか若いか，可愛いかなど）」を最初

に尋ねて返事をしてもらい，それから自己紹介をする。このやりとりで，大体の言語能力は把握ができるし，対人的な行動特徴，集中力，多動の有無などもわかる。その後，主訴の確認を行う。

　小学校中学年以上に関しては，まず自己紹介を行い，同席している大人がいれば彼らに関しても子どもに自己紹介をしてもらい，主訴の確認に移る。

　主訴は，何のために病院に受診してきたのかという理由であるので，子どもと，子どもを連れてきた大人との同席の上で，最初に双方に確認を行うようにしている。主訴の確認を行った上で，その解決のために今から診察を行うことを宣言する。簡略な形ではあるが，これは治療契約の最初のステップである。青年期の症例で「困ることなし」と本人が宣言することはしばしばあるが，筆者は「医療はサービス業なので，ニード（困ること）がないと成立しない。患者さんのニードに専門的なサービスを行うのがわれわれの仕事」と説明をしている。

　この後，子どもには2枚の絵を描いてもらう。心理士が同席しているときは，心理士に描画をお願いし，1人で診療するときには，子どもに絵を描いてもらいながら，同席の上で家族に家族歴を尋ねる。中学生年齢以上の青年期患者の場合には，心理士がいれば別室での描画を，大体10分とか15分とか時間を決めてお願いをする。この描画は，1枚はバウムテストで，2枚目は人物画である。少し家族関係に緊張がありそうな場合（要するに受診してくる児童の大半）には，両者とも枠付きの描画をお願いする。これはA4の白紙の端に1cmぐらいの幅の枠をフリーハンドで描き，その上で描画をしてもらう。枠が付いている方が内的な表出が容易になるからである。

　この2枚の描画だけで実にいろいろなことがわかるが，こうしたまっとうな理由だけでなく，初診においては心理検査を同時にとることができるので，バウムテストは性格検査，人物画はグッドイナフ法による簡易知能

検査として使え，両方で保険点数280点になるのである。いじましくて申し訳ないが。

　バウムテストのコツは，目の前の子どもが，描いた木の姿をしている，と重ねあわせて見ることであり，グッドイナフは慣れてくると大体の人物画における発達年齢を「5歳と6歳の間」など，わかるようになってくる。もちろんそこに描かれた人物の様子も重要な情報になる。

　この描画の間に，同伴の大人から家族歴を聞く。患児の両親からはじめて，祖母の代までは確認する。家族樹は時間をかけて正確に作り，家族に大きな出来事があったとき，それは患児が何歳のときのことか，歴史年表を作る要領でできるだけ正確にたどる。両親の精神保健上の既往歴や現状に関しても，できるだけ正確に尋ねるようにする。トラウマ的な既往歴や家族のなかの暴力の有無についても正面から尋ねる。初診に正面から聞くと，例えば両親がどのくらいセックスレスかとか，さらには母親の性被害の既往といった答えにくい問題でも，案外正直に答えてくれるものである。

　親が現在，精神保健上の課題を抱えていて，精神科を受診していない場合には，筆者は患児と同時にカルテを作ることを勧めている。状況が切羽詰まっているときには，初診でカルテを作成し，子どもの診療終了後，ただちに併行治療に入るが，次の受診まで待てるときには，次回の再診において親の側のカルテを作るようにお願いをする。すでに精神科を受診していても良好な経過ではない場合には，併行治療を行った方がいいかどうか，子どもの診察を終えてからもう一度話し合い，こちらに転院する場合には治療先に紹介状をお願いしてもらう。筆者の現在の臨床の場において，親の側のカルテも作成して併行治療を行っている。

　祖父母の代まで遡った家族状況の確認と，家族樹をきちんと作成すること，家族の出来事を患児の年齢にそって〇歳に何があったかを把握すること，児童青年期の精神科臨床において，おそらくこの部分が最も重要なのだと思う。

それからようやく本人の問題になって，患児の生育歴，現病歴の順に尋ねていくのであるが，発達障害圏の場合には，過敏性の有無のチェックがとても重要である。先に確認した家族の歴史と患児の歴史をつきあわせて，患児の状態がどのような変遷をしたのかを確認する。

　この後，診断を患児と同伴の大人に告げる。筆者はなるべく情報の出し惜しみをしないように伝えるようにしているが，発達障害圏の場合，例えば自閉症スペクトラム障害の場合には，「社会性の発達の発達凸凹」などと図に描いて告げることが最近は増えた。実際にそのレベルの軽症者が多いからである。従来の自閉症の診断が可能な場合には「自閉症」とはっきり伝えるようにしている。それからプランニングを患児と同伴の大人に伝える。これは患児や家族ができることかどうかを確認しながらすりあわせを行うことが多く，なるべく書いて渡すようにしている。

　服薬に関してもまずは相談をする。最近筆者が用いることが多い漢方薬に関しては，サンプルを用意しておき，ごくごく少量をなめてもらって飲めるかどうかの確認を行い，できるだけ飲みやすいものを処方するようにしている。これは合っている方が美味に感じるはずだからである。

　初診から最初の再診までは，できるだけ1カ月以内に，処方を行った場合には2〜3週間以内に再診を入れるようにしている。初診において，きちんと時間をかけて診察を行い，きちんとした診断をしておけば，極端なことを言えば再診は3分間診療でもよい。そのくらい初診の診断は重要である。

付録 2

パルサーを用いた4セット法による簡易 EMDR

　以下に紹介をするのは，われわれがチャンス EMDR と読んでいるパルサーを用いた簡易 EMDR である。複雑性 PTSD の児童，成人に安全に用いやすく，また短時間で実施が可能であるが，この方法の使用に関しては，処理中に除反応が生じたとき，その収拾を安全に実施できる治療者であることが条件となる。スタンダードな EMDR を用いたトラウマ処理に関する豊富な経験を有する治療者によって用いられることが好ましいと考える。

呼吸法

　トラウマ処理において用いられる呼吸法は，ヨガや座禅において用いられる一般的な腹式呼吸ではない。比喩的な言い方をすれば，ヨガや座禅によって用いられる腹式呼吸は，内側に貯める呼吸である。それに対して，トラウマ処理の時に必要な呼吸は，外へ押し出す呼吸，さらに言えば上方に吐き出す呼吸である。トラウマは身体の中に外から押し込まれた異物である。本間生夫氏[18]の長年の研究の成果によれば，呼吸による精神的な影響に関しては，腹式呼吸と胸郭呼吸との間にまったく差は認められない。筆者は本間氏の研究に触れる過程で，トラウマ処理の時の呼吸法が腹式呼

吸ではなく，胸郭を大きく動かす，ラジオ体操のような深呼吸の方がより効果的であることに気づいた。これに気功の技法を取り入れて呼吸を行うと，次のような手順になる。

　吸気は，地面から気を吸い上げるというイメージで，肩を上方に持ち上げて，深く吸い込む。呼気は，頭の頭頂から，もろもろの押し込まれた不快記憶や歪んだ自己イメージとともに，強く外へ吐き出す。このときに頭頂から天に上げるというイメージで行うとよい。気功のイメージで言えば，地面から吸い上げた気を，会陰部から頭頂を通して天に向かって通す，その折りにもろもろの押し込まれたものを外へ出すという感じである。

4セットのパルサーによるEMDR

　テーマを決めて，パルサーを使いトラウマ記憶を処理する（次ページ図参照）。第1セットは，両側の肋骨下縁の上腹部である。トラウマ記憶を想起したときの身体の不快感はおおむね胸から腹にかけての不快感である。これは正に，頭（上）から押し込まれたトラウマ記憶によってもたらされた不快身体感覚である。パルサーを両手で握り，この部位に押し当て，20回ほどの左右交互刺激を加え，その後，上記の呼吸法を1回行う。第2セットは両鎖骨の下縁である。同じく20回のパルサーによる交互刺激，同様に呼吸法を行う。第3セットは，後頸部である。ここは除反応が生じかけたときに頭痛が生じる部位であり，フラッシュバックの身体感覚におけるポイントではないかと考えている。同じく20回の交互刺激，同様に呼吸法をする。最後にこめかみ部分に当て，同じく20回の交互刺激，呼吸法で終了する。全体の実施時間はわずか数分でこの4セット方は実施ができる。この4セット方による効果は著しく，「すごく軽くなった」「すっきりした」という感想を語る患者が多い。子どもの場合には，固まっていた身体がにわかに柔らかくなり，顔の緊張が緩むのが認められる。

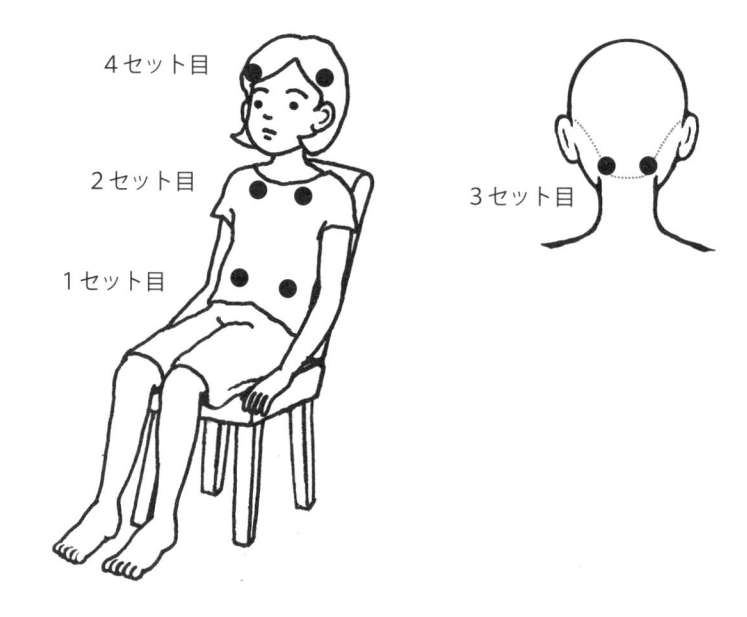

図　パルサーを当てる位置

　少し不快が残るときは，安全な場所を想起しての交互刺激を2セットほど行えばさらにすっきりする。

　性被害など，性的な問題が絡むときは，第1セットの場所を両側の腸骨（腰骨）の部位に当てて，5セット法を行うこともある。また腹部の不快ではなく，胸部の不快が著しいときは，腹部を省いて3セットで行う，あるいは胸部の部分を2セット繰り返すなど工夫が必要である。

　また後頸部ではなく，前頸部（胸鎖乳突筋の場所）に当てる方がよいことがある。これはフラッシュバックがそれほど強くなく，抑うつが主で頭部が前屈みに落ちている場合である。しかし基本は，後頸部の交互刺激である。

あとがき

　本を書き上げるという作業が終わり出版を迎える時は，これまではおおむね，達成感とこの本がどのように読まれるだろうかという期待などでうれしい気持ちになることが多かったのであるが，今回は，そのような気持ちがないわけではないとはいえ，いささか憂うつな気持ちも混在している。その理由は本書の中にもさんざん書いたように，本書の内容が正当な精神医学から少し（かなり）外れているからである。

　本書はこの数年間の筆者の臨床というフィールドワークにおける試行錯誤の集大成である。若林慎一郎，石井高明など，わが国の児童精神医学のパイオニアから叩き込まれた臨床経験主義こそ筆者のバックボーンであり，本書の内容はすべて臨床における「有効性」および「安全性」という点に絞られている。だが臨床において最も重要なこの2つの要素にしても，自分の重点が，効果よりも安全性へ移行してきたと感じる。それはやはり筆者が，発達障害といえども，「医療機関に受診する目的は，受診しなくてもよくなること」と実感するようになったからである。

　とはいえ，自分のやっていることがかつてのメスメルの実践と変わりがないのではないかという感慨が浮かぶこともある。つい先日，ついにプラセボ効果の脳内メカニズムに関する科学的な検討を行った論文が報告された[*注]。この論文では著しいプラセボ効果というものを認めており，それを否定するのではなく，むしろどのように活用するのかという姿勢が読み取れる。本書に記したフィールドワークから得られた諸知見の科学的な検

＊注）Meyer B, Yuen KS, Ertl M, et al.（2015）Neural mechanisms of placebo anxiolysis. The Journal of Neuroscience, 35(19): 7365-7373.

討が，若い研究者によって行われることを願ってやまない。

　最後に，本書の執筆を支えて頂いた岩崎学術出版社小寺美都子氏に深謝いたします。小寺氏のサポートがなければ本書は成立しなかった。

2015年6月

杉山 登志郎

　この本の臨床研究の一部は，厚生労働科学研究「発達障害を含む児童・思春期精神疾患の薬物治療ガイドライン作成と普及に関する研究（主任研究者，中村和彦）」の分担研究として行われた。

薬品名一覧

この薬品名の一覧は、本文中に出てきた薬に加えて、筆者の精神科臨床で出会うことが多い薬い薬を加え、それぞれに筆者の使用してみた実感のようなものを備考に書き添えている。例えば統合失調症、例えばうつ病という病の診断の患者に用いた場合ではない。発達障害や複雑性PTSDを念頭に書かれていることにくれぐれも注意してほしい。

種類	薬物名	商品名	独断と偏見の備考
抗精神病薬	アリピプラゾール	エビリファイ	この薬は不思議な薬である。昔の比較的穏やかなフェノチアジン系（例えばチオリダジン）によく似た薬かと最初は思っていたが、極少量（0.5mg）以下で用いた時にセロトニン作用と考えられる嘔気などがみられることがある。安全性が高く、肥満を生じる副作用がなく、児童でも使用しやすい薬である。
	オランザピン	ジプレキサ	副作用も少なく、薬理効果も確かなのだが、唯一肥満を引き起こしやすいという副作用が大きなネックになっている。この本のテーマになっているASDや複雑性PTSDの場合、痩せぎすの人に極少量（1mg以下）を処方することがある。
	クエチアピン	セロクエル	この薬も、薬理効果そのものより安全性の方を選択してかつては処方をしていた。統合失調症の症例においては、統合失調症で用いる数百ミリグラムの処方に比べ、一桁少ない数十ミリグラム以下の少量で用いることが大原則である。
	パリペリドン	インヴェガ	この薬は徐放錠という特殊なカプセルを用いているため（コンサータと同じ仕組みである）粉砕ができない。したがって統合失調症診断以外に用いることは、くれぐれもしない方がよいと思う。
	ピモジド	オーラップ	この薬も不思議な薬である。少し穏やかになるとかイライラを減らすとか、セロトニン系の賦活を目的に発達障害、とりわけASDには0.5mg以下の少量で非常に用いやすい薬である。しかも保険診療で正式に自閉症治療に用いることができる。メーカーは0.2mgの錠剤を出してくれないだろうか。

薬品名一覧

分類	薬品名	説明
抗精神病薬	プロペリシアジン	この薬も不思議な薬で、ASDの易興奮に伴う不眠への特効薬のような効果を示す。なぜこの薬が眠気を誘うのか、筆者は薬理学的な説明ができない。あまり増やしても効果がなく、5mg以下の量で、5mg程度の塩酸プロメタジンと一緒に服用してもらうのがもっとも安全な用い方のようだ。
	ニューレプチール	
	ペロスピロン	筆者の臨床で用いた時の乏しい経験では、これは恐らく本来の薬理効果以外の、おもに副作用を利用した経験ではないかと思う。この薬も、発達障害、とりわけASDの子どもには相性が良い場合と悪い場合とがあるようで、個人によって相性が良い場合に起きる現象ではないかと思う。この薬も、発達障害、とりわけASDの子どもに最初から2mg以上を出さないでほしい。
	ルーラン	
	リスペリドン	非常に強力な鎮静効果を持っているが、数ミリ以上を用いた時に肥満を生じやすく、最近は筆者は統合失調症以外の診断では0.5mg以下を初回量として用いないようにしている。
	リスパダール	
	レボメプロマジン	かの中井久夫氏の見解では、何事かを我慢する時に有効な薬であるという。ASDや複雑性PTSDの場合には5mg以下の少量を同量の塩酸プロマジンと一緒に、抗不安薬の代わりに頓服として用いるという使用法が多い。切れ味はよくないが、5mg以下であれば1日に3～4回用いても大丈夫である。数回飲まないと当然ながら眠くなるが、安全に用いることができる。
	ヒルナミン / レボトミン	
	クロミプラミン	古い薬だがそこそこのセロトニン賦活作用があり、比較的少量（5mg前後）で用いやすい薬である。三環系抗うつ薬は口渇、便秘など共通の副作用があるが、副作用が生じないレベルの少量で用いるのが安全と割り切って使うようになった。つまり少量で用いるか逆に、薬理効果も当然不十分でもあるのだが、少し元気を出す、朝の起きがけの気分を上げる、こだわりを少しだけ減らす、興奮を少しだけ抑え眠りやすくするなど、さまざまな目的で用いることができる。
	アナフラニール	
抗うつ薬	セルトラリン	この薬もそこそこに穏やかにきちんとした作用を示す代表的なSSRIである。フルボキサミンの2倍ぐらいの効き方か。こうしたことは副作用も2倍気をつけなくてはならないということでもあるが、もちろんASDや複雑性PTSDに用いた場合である。
	ジェイゾロフト	
	パロキセチン	抗うつ薬としてはよい薬なのだが、上2つのSSRIに比べて離脱が難しく、その一方で、うつ病以外の副作用には賦活作用が強く、ASDや複雑性PTSDには極力用いないほうが安全な薬の1つである。
	パキシル	
	フルボキサミン	比較的副作用が穏やかで、少量であれば賦活作用もゆるく、薬理効果より副作用が心配な臨床医からみたら、SSRIの中では安全性が高いと筆者としては考えている。しかし著しく効いた時に、ASDや複雑性PTSDの場合、抑うつがあっても半錠以上を長期間用いないほうがよいと考えている。
	ルボックス / デプロメール	

分類	薬品名	説明
抗うつ薬	ミアンセリン テトラミド	この効果はむしろ副作用なのだと思うが、悪夢を減らすという特効薬であり、複雑性PTSDの治療の途中に用いているケースがしばしばある。このような場合にはできるだけ1〜2カ月で離脱をすることが好ましいと考えている。
	ミルタザピン リフレックス	これも抗うつ薬としてはとてもよい薬であるが、切れ味がよすぎて離脱が難しく、ASDや複雑性PTSDの場合には非常に慎重を用いた方が必要である。
気分調整剤	カルバマゼピン テグレトール テレスミン	この薬は精神安定作用がある抗てんかん薬で、そのためにてんかん以外にもしばしば用いられてきた。この薬が双極性障害に有効ということが明らかになったのは1980年代である。顆粒球減少症やアレルギー性皮膚炎など副作用も多い薬で、慎重な使用が求められてきたかんの既往や、てんかん性の脳波異常がみられるASDや複雑性PTSDの気分変動に対しても用いてきたが、本書にあるように20-30mgの極少量でも気分変動に有効である。
	炭酸リチウム リーマス	本当に不思議な薬である。なぜこんな単純な化学方程式の薬が向精神薬としての効果をもつのか、筆者は何度か解明を試み文献を読み込んでみたが、よくわからず撃退されることを繰り返している。普通の（？）使用量の場合、血中濃度を測りながら慎重に用いることが絶対に必要な薬であるが、本書に記したようなごく少量を用いた時には、安全な気分調整剤である。
	バルプロ酸ナトリウム デパケン	この薬は代表的な抗てんかん薬であるが、テグレトールと同じく双極性障害の気分変動に有効であり、安全性も服用者そのものには高い。ただし本書に書いたように、妊娠中の服用からASDのリスクを上げるという報告が出たために、特に女性には用いにくくなってしまった。そのため、この薬に関して筆者は少量処方の経験がない。
	ラモトリギン ラミクタール	薬理効果も副作用もカルバマゼピンを強くしたような薬である。双極性障害に用いられることが多くなってきたが、ASDや複雑性PTSDの場合には、カルバマゼピンと同様にてんかん性の脳波異常などと一緒にある場合のみ、少量を用いるのが安全だと思う。
抗不安薬	アルプラゾラム ソラナックス コンスタン	デパスほど強くなく、またに抗うつ作用があって安全な薬だが、ベンゾジアゼピン系の薬はすべて、ASDや複雑性PTSDの場合には、意識状態を下げる思いがけない働きをすることがあり、筆者は自ら処方する回数が極端に減ってきている。むしろごく少量の抗精神病薬の方が飲みいいたもよくなく、それゆえに依存性も生じず、安心して使えると感じている。

薬品名一覧　123

分類	一般名	商品名	説明
抗不安薬	エチゾラム	デパス	普通の人（?）の不安や緊張にはとてもよく効き、どうやら筋緊張を少し和らげる作用もある薬である。ところがASDや複雑性PTSDの成人に用いた場合、どうも意識状態を少し下げるようで、行動化傾向を促進してしまうという、とても困った副作用が同時に生じる。ASDや複雑性PTSD（?）への服用は避けるようにしている。
抗不安薬	ロフラゼプ酸エチル	メイラックス	比較的新しい、しかも穏やかで長時間型の安定剤である。身体的依存性は少ないということになっているが、よく効いて長く作用する安定剤で、精神的依存性がないなどということはあり得ず、実際に離脱にはけっこう苦労することが多い。他の安定剤に比べ、確かにそれほど意識を下げることはならないようだが、ASDや複雑性PTSDの場合にはやはり慎重に用いるに越したことはない。
睡眠薬	ソルピデム	マイスリー	トリアゾラム同様、超短時間型の睡眠薬である。実際にASDに二次障害を抱えた成人で、意識状態を落としイライラを下げるという使い方をして、依存状態になった患者の治療をした経験がある。くれぐれもASDの過敏さや、何でもありの複雑性PTSDの場合には、慎重な薬の出し方が必要なのだと思う。
睡眠薬	トリアゾラム	ハルシオン	代表的な超短時間型の睡眠薬であるが、ぐっと眠りに入るということは、それだけ意識レベルを急に下げ、抑制をはずすので、ASDの場合などどうしても興奮を引き起こすことがあり、また依存性も作りやすく、用いるとしてもできるだけ短期間で、少量での処方が好ましいと考えている。
睡眠薬	フルニトラゼパム	ロヒプノール／サイレース	代表的な睡眠薬で、比較的長時間有効ではっきりかつ効きて強力な薬である。この手の睡眠薬の1つで、眠気目がはっきりしているということは依存性をもつくりやすく、離脱がもっとも難しい薬の1つで、著者としては、ASDや複雑性PTSDの場合には、慎重な用い方をお願いしたい。
睡眠薬	ブロチゾラム	レンドルミン	短時間型の代表的な睡眠薬である。超短時間型に比べると、眠気は来ないが横になると眠れるとか、夜中に覚醒した時、また再度睡眠しやすいという、比較的穏やかな睡眠促進効果があり、ASD基盤の方に向いていることがある。しかし依存性があることには変わりない。著者としては少量（4分の1錠から半錠）なら用いることがある。
睡眠薬	ラメルテオン	ロゼレム	メラトニンによく似た作用をする新しい眠剤である。そこで著者がしばしば使う10分の1錠という処方になる。この量で用いる限りメラトニンよりも5倍程度も強い睡眠作用があるといわれている。睡眠の位相を前にずらすだけで朝や昼間の眠気も起こさないし、安全に使えるからである。

分類	薬剤名	説明
睡眠薬	ベゲタミンB	クロルプロマジンと塩酸プロメタジン、フェノバルビタールの合剤で古い睡眠薬である。とにかく眠ってほしいという時にのみ出す薬で、フェノバルビタールが入っているので、大量服用は非常に呼吸抑制のリスクが高く、やられた場合にはすぐに胃洗浄ということになる。ASDの診断を受けた方が、不安定で気持ちの持ち方次第では死ににくくなることがあるというのは禁忌といってよい。
抗多動薬	アトモキセチン	ストラテラ	安全性が高く、24時間有効であり、抗多動薬として良い薬である。どうも純然たるADHDの場合、問題はなくしっかりと服用できるが、本文中に書いたように、きちんと規則正しく服用するというこ自体が家族的に難しいことがあり、あくまでも臨床的には、そのための配慮や工夫が必要である。ASDとADHDの併存例の場合、数は多くはないが、逆に興奮して怒りっぽくなることがあるので筆者児童が稀ではある。
抗多動薬	メチルフェニデート徐放剤	コンサータ	この薬は古くからある代表的な抗多動薬メチルフェニデートを、カプセルから徐々に薬が放出される構造にして比較的長時間（12時間）の作用時間を確保した薬である。メチルフェニデートが依存性が高い薬なので、薬物依存に対して非常に慎重な処方の体制が作られているが、精神的な依存は可能性が古くからあるとしても、依存錠を用いて身体的な依存が生じることはあまり考えにくいのであるが、本文中に書いたように、頓服的な用い方が可能なので、特に青年期以後は、そのような用い方を筆者は勧めている
抗パーキンソン薬	塩酸プロメタジン	ピレチアヒベルナ	抗精神病薬とは、ひとくくりにしてしまえば脳内のドパミンを抑える薬であるので、リスペリドンなどの新しい薬が登場するまでは、強力な薬ほどドパミン枯渇による副作用が必至であった。そのために、最初からその副作用を止める薬を一緒に服用するようになっていた。この薬は、抗ヒスタミン剤の一種で、抗精神病薬のパーキンソン症候群を止める副作用を止めるために用いられてきた。抗ヒスタミン剤なので、軽症とはいえないくらい安定剤作用、眠くなる作用もある。
抗パーキンソン薬	トリヘキシフェニジル	アーテン	この薬はもっときちんとした（？）抗精神病薬によるパーキンソン症候群を止めるドパミン系の賦活薬である。そこで塩酸プロメタジンなどに比べて副作用は多い。緑内障、前立腺肥大、高血圧症などには使いにくく、また高齢者に用いた時に、まれではあるがこの薬自体が幻覚を引き起こすこともある。どうもASDの過敏さは高齢の方に似ているところがあって、副作用止めとして本来用いられる薬の副作用が心配で、筆者は使用機会が減ってきた。

	保険病名	
加味逍遙散（カミショウヨウサン）	更年期障害、月経不順	更年期の不調や月経困難などの時に用いる有名な薬だが、ほっそりしたエネルギーの乏しい人の方が有効であるという。文中には出てこなかったが、更年期障害や心身症の女性にしばしば処方をされているので取り上げた。
甘麦大棗湯（カンバクダイソウトウ）	夜泣き	子どもの癇癪に用いやすい漢方薬で、もともと夜泣きの薬である、いわゆるヒステリー的な興奮にも有効という印象がある。飲みやすい薬である。
芎帰調血飲（キュウキチョウケツイン）	月経不順	更年期障害や月経困難などで、加味逍遙散にに合うタイプではない人に有効なのがこの漢方薬である。太虎堂というメーカーが作っていて、クラシエが販売している。この薬も文中に出てこなかったが、更年期障害や月経不順などで、加味逍遙散よりもどちらが有効かという例が多い。
桂枝加芍薬湯（ケイシカシャクヤクトウ）	しぶり腹	神田橋処方の中心になる漢方薬。クラシエからの錠剤が出ている（1包6錠になるが）。もともとおなかの薬でこの薬の抗てんかん作用が、フラッシュバックに有効なのではないかと神田橋氏は述べている。
桂枝加竜骨牡蛎湯（ケイシカリュウコツボレイトウ）	夜尿症、神経衰弱	イライラが激しい時に用いる。桂枝加芍薬湯にカルシウムが入ったもの。筆者はどれを飲むのかは、少量をなめてもらって一番おいしいと感じられる漢方薬を出すようにしている。また服用中にまずくなってきたら、これもなめ直してもらって味がよいものに切り替えるようにしている。
柴胡加竜骨牡蛎湯（サイコカリュウコツボレイトウ）	不眠症、夜泣き	不眠でイライラが強く、足がほてる人の場合に用いられる有名な漢方薬である。次の柴胡桂枝乾姜湯と同様の理由で、筆者の場合は比較的慎重な用い方を心がけている。

	漢方薬			
柴胡桂枝乾姜湯（サイコケイシカンキョウトウ）	不眠症	不眠でイライラが強く、足が冷えてしまうような人の場合に用いる。柴胡系の漢方薬は ASD が基盤にある場合、おそらく作用が強すぎるのか、合わないことしばしばあり、筆者は慎重に用いるようにしている。
柴胡桂枝湯（サイコケイシトウ）	胃腸炎、風邪	本来、胃腸炎を伴った風邪に使う薬であるが、ちょうどカルバマゼピンの作用を軽くしたような感じで、この薬のカんかん作用によって有効なことがある。これも神田橋氏が見出した効用である。
四物湯（シモツトウ）	しもやけ、冷え性	外胚葉系（つまり皮膚と神経）に有効な補剤（他の漢方薬の効き目を高める薬）である。桂枝加芍薬湯と一緒に用いることで、強力なフラッシュバック抑制効果を示す。この漢方薬は強力な作用の地黄が入っているので、数ヶ月服用するとお腹にきたる（便が緩くなるなる）ことがあると神田橋氏は指摘している。この薬もクラシエからエキス顆粒が出ており、漢方の粉が飲めない場合に用いることができる。
十全大補湯（ジュウゼンタイホトウ）	疲労倦怠、ねあせ	こちらは四物湯が上記のお腹の副作用などが出た場合や、もともと四物湯が飲みにくくいる人に、四物湯に替えて出す薬であるが、もともとこちらの薬に関しては、関節やガンの術後などで体力が落ちてしまった時に、免疫を引き上げる効果が注目されていて、病後、術後などに服用している例をよくみる。
小建中湯（ショウケンチュウトウ）	慢性胃腸炎、夜泣き	乱暴な言い方をすれば、桂枝加芍薬湯に水飴が入って飲みやすくなっている薬である。子どもにはこちらの方が飲みやすいことが多い。
消風散（ショウフウサン）	湿疹、蕁麻疹	ASD にしばしばみられるアトピー性皮膚炎で比較的飲みやすい薬である。なぜかアトピーに有効という漢方薬は味が強烈なものが多く、ASD系の子どもだけでなく成人もダメという場合が少なくない。この薬はその中では比較的飲みやすい部類に入るようだ。
桃核承気湯（トウカクジョウキトウ）	便秘	漢方の非常に強力な緩下剤である。1日1包でも十分に有効なことが多い。

漢方薬	人参養栄湯（ニンジンヨウエイトウ）	ねあせ、冷え性	これも神田橋氏が見出した薬である。特にASDの児童で、単車線的な認知の幅を少し広げるといった働きをする。全員に有効ではないが、味がよいといって言ったこどもの場合にはとても劇的に効くことがある。
	半夏厚朴湯（ハンゲコウボクトウ）	不安神経症、不眠症	のどにつかえた感じや、上部食道の不快感を伴うイライラに用いる漢方薬である。つまりヒステリー球の症状をもつイライラに対して有効であるが、ASDの場合にはあまり適応になる例をみない。
	抑肝散（ヨクカンサン）	不眠症、夜泣き	たぶん一番科学的に効果が解明されているものである。認知症、統合失調症から不安障害まで、広く効果が確認されている。筆者としては易怒的な問題が起きやすいASDのこどもに用いることがあるが、大半の場合には、下記の抑肝散加陳皮半夏を用いている。
	抑肝散加陳皮半夏（ヨクカンサンカチンピハンゲ）	不眠症、夜泣き	抑肝散にミカンの皮が加わったものである。お腹があまり強くないという人の場合には、こども成人を問わずこちらを処方していてきたが、だんだんとこちらの方が使いやすくなって、筆者は最初から処方をするようになった。

文献一覧

1）Akiskal HS, Mallya G（1987）Criteria for the "soft" bipolar spectrum: Treatment implications. Psychopharmacology Bulletin, 23: 68-73.
2）Akiskal HS, et al.（2000）Re-evaluating the prevalence of and diagnostic composition within the broad clinical spectrum of bipolar disorders. Journal of Affective Disorder, 59 Supp.1: S5-S30.
3）American Psychiatric Association（2013）Diagnostic Statistical Manual of Mental Disorders, 5 edition; DSM-5. American Psychiatric Publishing, Washington, D.C..（日本精神神経学会日本語版用語監修・髙橋三郎，大野裕監訳（2014）DSM-5 精神疾患の診断・統計マニュアル．pp.160-161，医学書院）
4）Benazzi F（2007）Challenging the unipolar-bipolar division: Does mixed depression bridge the gap? Progress in Neuropsychopharmacology and Biological Psychiatry, 31(1): 97-103.
5）Blüml Vl, Regier MD, Hlavin G, et al.（2013）Lithium in the public water supply and suicide mortality in Texas. J Psychiatr Res, 47(3): 407-411.
6）Brotman MA, Schmajuk M, Rich BA, et al.（2006）Prevalence, clinical correlates, and longitudinal course of severe mood dysregulation in children. Bipolar Psychiatry, 60(9): 991-997.
7）Burke JD, Loeber R, Lahey BB, et al.（2005）Developmental transitions among affective and behavioral disorders in adolescent boys. Journal of Child Psychology and Psychiatry, 46(11): 1200-1210.
8）Christensen J, Grønborg TK, Sørensen MJ（2013）Prenatal valproate exposure and risk of autism spectrum disorders and childhood autism. Journal of the American Medical Association, 309(16): 1696-1703.
9）Dorrepaal E, Thomaes K, Hoogendoorn AW（2014）Evidence-based treatment for adult women with child abuse-related Complex PTSD: A quantitative review. European J Psychotraumatology, 14; 5: 23613.
10）Flynn JR（1987）Massive IQ gains in 14 nations: What IQ tests really measure. Psychological Bulletin, 101: 171-191.
11）Fujiwara T, Kawachi I（2014）Are maternal social networks and perceptions of trust associated with suspected autism spectrum disorder in

offspring? A population-based study in Japan. PLoS One, 9(7): e101359.
12) Ghaziuddin M, Ghaziuddin N, Greden J（2002）Depression in persons with autism: Implications for research and clinical care. J Autism Dev Disord, 32(4): 299-306.
13) Gillberg C, Steffenburg S, Börjesson B, et al.（1987）Infantile autism in children of immigrant parents. A population-based study from Göteborg, Sweden. British Journal of Psychiatry, 150: 856-858.
14) Giotakos O, Nisianakis P, Tsouvelas G, et al.（2013）Lithium in the public water supply and suicide mortality in Greece. Biol Trace Elem Res, 156: 376-379.
15) Grandin T, Johnson C（2010）Animals Make Us Human: Creating the Best Life for Animals. Mariner Books.（中尾ゆかり訳（2011）動物が幸せを感じるとき．NHK 出版）
16) Hallmayer J, Cleveland S, Torres A, et al.（2011）Genetic heritability and shared environmental factors among twin pairs with autism. Archives of General Psychiatry, 68(11): 1095-102.
17) Herman JL（1992）Trauma and Recovery. Basic Books, New York.（中井久夫訳（1996）心的外傷と回復．みすず書房）
18) Homma I, Akai L（2010）Breathing and emotion. In: Makinen A & Hajek P (eds.) Psychology of Happiness. pp.179-188.
19) Idring S, Magnusson C, Lundberg M, et al.（2014）Parental age and the risk of autism spectrum disorders: Findings from a Swedish population-based cohort. International Journal of Epidemiology, 43(1): 107-115.
20) 石坂好樹，高木隆郎（1987）幼児のうつ状態．臨床精神医学，16: 701-708.
21) 神田橋條治（2007）PTSD の治療．臨床精神医学，36(4): 417-433.
22) 神田橋條治（2009）難治例に潜む発達障害．臨床精神医学，38(3): 349-365.
23) 上岡陽江，大嶋栄子（2010）その後の不自由―「嵐」のあとを生きる人たち．医学書院．
24) Kanemura H, Sano F, Tando T, et al.（2013）Efficacy and safety of add-on levetiracetam in refractory childhood epilepsy. Brain Development, 35(5): 386-391.
25) Kapusta ND, Mossaheb N, Etzersdorfer E, et al.（2011）Lithium in drinking water and suicide mortality. Br J Psychiatry, 198(5): 346-350.
26) Kawakami C, Ohnishi M, Sugiyama T, et al.（2012）The risk factors for criminal behaviour in high-functioning autism spectrum disorders. Research in

Autism Spectrum Disorders, 6: 949-957.
27) Kazdin AE (1990) Childhood depression. Journal of Child Psychology and Psychiatry, 31(1): 121-160.
28) Kim YS, Leventhal BL, Koh YJ, et al. (2011) Prevalence of autism spectrum disorders in a total population sample. American Journal of Psychiatry, 168(9): 904-912.
29) Koukopoulos A, et al. (1992) A mixed depressive syndrome. Clinical Neuropharmacology, 15 Supp.1 Part A: 626A-627A.
30) Losh M, Piven J (2007) Social-cognition and the broad autism phenotype: Identifying genetically meaningful phenotypes. Journal of Psychology and Psychiatry, 48(1): 105-112.
31) 槇村さとる (2002) イマジン・ノート. 集英社.
32) Makita K (1973) The rarity of "depression" in childhood. Acta Paedopsychiat, 40(1): 37-44.
33) Marcus G (2004) The Birth of The Mind. Basic Books, Cambridge.（大隈典子訳 (2005) 心を生みだす遺伝子. 岩波書店）
34) McElroy SL, et al. (1992) Clinical and research implications of the diagnosis of dysphoric or mixed mania or hypomania. American Journal of Psychiatry, 149(12): 1633-1644.
35) Merikangas KR, et al. (2008) Specificity of bipolar spectrum conditions in the comorbidity of mood and substance use disorders: Results from the Zurich cohort study. Archives of General Psychiatry, 65(1): 47-52.
36) 宮岡 等, 内山登紀夫 (2013) 大人の発達障害ってそういうことだったのか. 医学書院.
37) 三好 輝 (2009) 難治例に潜む発達障害. そだちの科学, 13: 32-37.
38) 文部科学省 (2002)「通常の学級に在籍する特別な教育的支援を必要とする児童生徒に関する全国実態調査」調査結果. http://www.mext.go.jp/b_menu/shingi/chousa/shotou/018/toushin/030301i.htm
39) 文部科学省 (2012) 通常の学級に在籍する発達障害の可能性のある特別な教育的支援を必要とする児童生徒に関する調査結果について. http://www.mext.go.jp/a_menu/shotou/tokubetu/material/1328729.htm
40) Moreau DL (1990) Major depression in childhood and adolescence. Psychiatric Clinics of North America, 13(2): 355-368.
41) 森本武志, 杉山登志郎, 東 誠 (2012) 広汎性発達障害における双極性障害の臨床的検討. 小児の精神と神経, 52(1): 35-44.

42）森　則夫，杉山登志郎，岩田泰秀編（2014）臨床家のためのDSM-5 虎の巻．日本評論社．
43）Nakamura K, Sekine Y, Ouchi Y, et al.（2010）Brain serotonin and dopamine transporter bindings in adults with high-functioning autism. Arch Gen Psychiatry, 67(1): 59-68.
44）Ohgami H, Terao T, Shiotsuki I, et al.（2009）Lithium levels in drinking water and risk of suicide. British Journal of Psychiatry, 194(5): 464-465.
45）大井正己（1978）若年者のうつ状態に関する臨床的研究—年齢と病像の変遷との関連を中心に．精神経学雑誌，80: 431-469.
46）Pastor PN, Reuben CA（2008）Diagnosed attention deficit hyperactivity disorder and learning disability: United States, 2004-2006. Vital Health Statistics 10, 237: 1-14.
47）Paulsem S（2009）Looking Through The Eyes of Trauma and Dissociation. Booksurge Publication, Charleston.（新井陽子，岡田太陽監修，黒田由美訳（2012）図解臨床ガイド　トラウマと解離症状の治療—EMDRを活用した新しい自我状態療法．東京書籍）
48）Planczyk G, de Lima MS, Horta BL, et al.（2007）The worldwide prevalence of ADHD: A systematic review and metaregression analysis. American Journal of Psychiatry, 164(6): 942-948.
49）Rasooly R, Hernlem B, He X, et al.（2013）Non-linear relationships between aflatoxin B1 levels and the biological response of monkey kidney vero cells. Toxins (Basel), 5(8): 1447-1461.
50）Rutter M（2010）Child and adolescent psychiatry: Past scientific achievements and challenges for the future. European Journal of Child and Adolescent Psychiatry. 19(9): 689-703.
51）斎藤万比古（2000）注意欠陥多動性障害とその併存症．小児の精神と神経，40(4): 243-254.
52）Seemüller F, et al.（2009）Antidepressants and suicidality in younger adults - Is bipolar illness the missing link? Acta Psychiatrica Scandinavica, 119(2): 166.
53）嶋田和子（2013）精神医療につながれる子どもたち．彩流社．
54）Shapiro F（2001）Eye Movement Desensitization and Reprocessing: Basic Principles, Protocols, and Procedures, 2nd ed. The Guilford Press.（市井雅哉監訳（2004）EMDR：外傷記憶を処理する心理療法．二瓶社）
55）Sugawara N, Yasui-Furukori N, Ishii N, et al.（2013）Lithium in tap water

and suicide mortality in Japan. Int J Environ Res Public Health, 10(11): 6044-6048.
56) 杉山登志郎（1994）自閉症に見られる特異な記憶想起現象：自閉症の time slip 現象．精神神経学雑誌，96(4): 281-297.
57) 杉山登志郎（2000）発達障害の豊かな世界．日本評論社．
58) 杉山登志郎（2007）子ども虐待という第四の発達障害．学研．
59) 杉山登志郎（2009）そだちの臨床．日本評論社．
60) 杉山登志郎（2011）タイムスリップ現象再考．精神科治療学，25(12): 1639-1645.
61) 杉山登志郎（2011）発達障害のいま．講談社現代新書．
62) 杉山登志郎（2012）自我状態療法．そだちの科学，19: 76-83.
63) Sumi S, Taniai H, Miyachi T, et al.（2006）Sibling risk of pervasive developmental disorder estimated by means of an epidemiologic survey in Nagoya, Japan Journal of Human Genetics, 52(6): 518-22.
64) 鈴木勝昭（2014）双極性障害とうつ病性障害．（森　則夫，杉山登志郎，岩田泰秀編）臨床家のための DSM-5 虎の巻．日本評論社．
65) 鈴木國文（2014）精神病理学から何がみえるか．批評社．
66) 髙木隆郎（1959）前思春期における周期性精神病について．精神経経学雑誌，61: 1194-1208.
67) 髙木隆郎（1980）児童期うつ病．現代精神医学大系　第 17 巻 B，pp.39-51, 中山書店．
68) 友田明美（2011）癒やされない傷．診断と治療社．
69) Tomoda A, Suzuki H, Rabi K, et al.（2009）Reduced prefrontal cortical gray matter volume in young adults exposed to harsh corporal punishment. Neuroimage, 47 Supp.2, T66-71.
70) van der Kolk BA（2000）Posttraumatic stress disorder and the nature of trauma. Dialogues Clinical Neuroscience, 2(1): 7-22.
71) Virkud Y, Todd RD, Abbacchi AM, et al.（2008）Familial aggregation of quantitative autistic traits in multiplex versus simplex autism. Am J Med Gent part B 150B: 328-334.
72) vom Saal FS, Timms BG, Montano MM, et al.（1997）Prostate enlargement in mice due to fetal exposure to low doses of estradiol or diethylstilbestrol and opposite effects at high doses. Proceedings of National Academy of Science of USA, 94(5): 2056-2061.
73) 鷲見　聡（2011）名古屋市における自閉症スペクトラム，精神遅滞，脳性麻

痺の頻度について．小児の精神と神経，51(4): 351-358.
74) Watkins JG, Watkins HH (1997) Ego states-theory and therapy. W W Norton & Colnc Inc, New York.
75) 山下　格（1989）若年周期精神病．金剛出版．
76) Zimmermann P, et al.（2009）Heterogeneity of DSM- IV major depressive disorder as a consequence of subthreshold bipolarity. Archives of General Psychiatry, 66(12): 1341-1352.

索 引

*ゴチックは薬。カッコ内は商品名

あ行

愛着障害　15, 31, 33, 35, 37-40, 46, 80, 108
アトモキセチン（ストラテラ）　74, 99, 124
アリピプラゾール（エビリファイ）　16, 53, 54, 58, 59, 73, 77, 81, 82, 88, 89, 120
アルプラゾラム（ソラナックス）　11, 14, 81, 122
安全な場所　13, 102, 104-108, 115
異型連続性　26, 38
うつ病　17, 24, 27, 48, 49, 51, 61-70, 72, 73, 76, 78, 80, 91, 93, 94
易興奮　58, 89, 92, 96, 97
エチゾラム（デパス）　16, 53, 54, 93, 123
エピジェネティクス　20, 38
エビデンス　9, 18, 93, 94, 101
エビデンスに基づく医療→EBM
塩酸プロメタジン（ピレチア）　53, 89, 92, 95, 124
オランザピン（ジプレキサ）　11, 13, 14, 59, 120

か行

解離性幻覚　14, 36, 56, 57
解離性障害　14, 27, 30, 31, 34-36, 38
カテゴリー診断学　24, 25, 26, 27, 40
加味逍遙散　125
カルバマゼピン（テグレトール）　81, 89-91, 122
簡易 EMDR →チャンス EMDR
簡易精神療法　94, 101, 105-109
神田橋処方　13, 14, 16, 73, 93, 94, 97, 106, 107
甘麦大棗湯　89, 93, 125
緘黙　98
記憶の断裂　42
気分障害　45, 48, 49, 51, 61-71, 72-83, 90
気分調整薬　76, 89, 90-92
気分変動　12, 16, 17, 42, 46, 53, 54, 56, 65, 68, 73, 78, 80-82, 90, 91, 93, 99, 107
虐待的絆　34
芎帰調血飲　125
急速交代型　65, 70
クエチアピン（セロクエル）　58, 59, 120
クッション・テクニック　107
クレペリン型診断法　24
クロミプラミン（アナフラニール）　98, 121
桂枝加芍薬湯　13, 14, 16, 17, 82, 89, 92, 93, 125
桂枝加竜骨牡蛎湯　53, 54, 73, 77, 89, 93, 125
高機能群　29
抗精神病薬　11, 13-15, 50-60, 79, 88-90, 97, 106

索　引　135

抗多動薬　74, 99
広範な自閉症発現型（BAP）　22, 104
誤診　10, 14, 15, 17, 18, 28, 36, 40, 50, 51, 54, 55, 57, 72
子ども虐待　14, 15, 17, 27, 29-48, 56, 57, 66, 69, 74, 80
混合性うつ病　64
混合性病像　17, 64

さ行

柴胡加竜骨牡蛎湯　125
柴胡桂枝乾姜湯　126
柴胡桂枝湯　89, 92, 126
児童養護施設　38
自閉症スペクトラム障害（ASD）　11, 12, 14, 16, 19-22, 29-31, 33, 34, 38, 39, 43, 44, 46-49, 54-59, 66-68, 75, 76, 78, 79, 81, 82, 88, 90-92, 94-99, 101-106, 113
四物湯　13, 14, 16, 17, 73, 89, 93, 126
十全大補湯　53, 54, 77, 82, 89, 93, 126
重度気分調節不全（SMD）　65, 79, 80
重篤気分調節症（DMDD）　27, 65, 66, 78-80
小健中湯　89, 93, 126
消風散　126
人格障害　51, 72, 76
心的外傷後ストレス障害（PTSD）　25, 30, 31, 36, 40, 69, 70, 82, 91
睡眠導入薬　89, 92-93, 120
性化行動　13, 97
精神分析　24
世代間連鎖　46, 47, 74
セルトラリン（ジェイゾロフト）　53, 54, 81, 121

セルベックス　90
増悪因子　43, 44, 45
双極Ⅰ型　65, 66, 91, 99
双極性障害　17, 27, 48, 51, 56, 61, 63, 64, 65, 72, 75-78, 91, 128, 130
双極Ⅱ型　65, 66, 74, 78, 91
素行障害（CD）　27, 30, 31, 37, 44, 45
ゾルピデム（マイスリー）　81, 123

た行

タイムスリップ現象　57, 101, 104
第四の発達障害　15, 28, 37-40, 47
多因子モデル　20, 21, 26, 43, 45
多剤・大量処方　9, 10, 51, 61, 72
多動　19, 21, 30, 31, 68, 73, 74, 99, 111
炭酸リチウム（リーマス）　13, 14, 16, 53, 54, 59, 73, 76, 77, 79, 82, 89, 90, 91, 94, 122
知覚過敏性　52
チック　55, 68, 69, 97, 98
知的障害　22, 23, 31, 39, 45, 58, 66, 67
チャンスEMDR（簡易EMDR）　77, 82, 94, 103, 104, 108
注意欠如／多動性障害（ADHD）　19, 21, 27, 30, 31, 33, 39, 44-47, 66-68, 74, 99, 104, 121
直線モデル　84-88
適応障害　79, 80
桃核承気湯　126
統合失調症　11, 14, 15, 24, 36, 48, 50-61, 64, 75, 94
特別支援教育　19, 20, 23, 31, 97
ドメスティック・バイオレンス（DV）　15, 34, 39, 68, 73, 79

友田明美　38, 39
トラウマ　9, 10, 13, 16-18, 25, 27-29, 32, 35-37, 40, 43, 45-47, 49-51, 53, 57, 58, 61, 69-75, 77, 78, 81, 82, 93, 94, 97, 100, 101-109, 112, 114, 115
トリアゾラム（ハルシオン）　123
トリフェキシフェニジル（アーテン）　11, 14, 124

な・は行

内因性　23, 24, 63
人参養栄湯　127
迫害体験　37, 43-45, 56, 104
発達精神病理学　26, 27, 41, 70, 78, 80
発達性トラウマ障害　27, 37
発達凸凹　22, 43, 45, 69, 74, 100, 104, 113
パリペリドン（インヴェガ）　76, 77, 120
パルサー　102-104, 107, 108, 114-116
バルプロ酸ナトリウム（デパケン）　16, 76, 77, 91, 122
パロキセチン（パキシル）　16, 81, 121
半夏厚朴湯　127
反抗挑戦性障害（ODD）　27, 30, 31, 37, 45, 94
反応性愛着障害　30-34, 47
非精神病性うつ病　17, 48
非直線モデル　86, 87
ピモジド（オーラップ）　88, 89, 95, 96, 120
フィールドワーク　18, 70, 94
複雑性 PTSD　16, 35, 40-43, 78, 80-83, 93, 94, 105-109, 114
不登校　11, 51, 52, 58, 79, 99, 100

不眠　58, 63, 89, 92, 95, 107
プラセボ効果　94
フラッシュバック　13, 16, 34-36, 42, 53, 54, 56, 57, 60, 77, 78, 81, 82, 89, 93, 97, 101, 107, 108, 115, 116
フルニトラゼパム（ロヒプノール）　11, 14, 53, 54, 123
フルボキサミン（ルボックス）　79, 81, 98, 121
ブロチゾラム（レンドルミン）　77, 123
プロペリシアジン（ニューレプチル）　89, 92, 95, 96, 121
併行治療　15, 16, 18, 50, 70, 73, 75, 76, 104, 112
ベゲタミンB　53, 124
ペロスピロン（ルーラン）　58, 59, 121
暴力　12, 15, 33-35, 39, 40, 42, 45, 46, 51, 52, 58, 68, 73-75, 78, 79, 97, 103, 112

ま〜わ行

巻き込み　95, 98
ミアンセリン（テトラミド）　89, 92, 122
ミルタザピン（リフレックス）　16, 81, 122
メチルフェニデート徐放剤（コンサータ）　99, 124
薬剤賦活　66, 69, 74
抑肝散　89, 93, 97, 127
抑肝散加陳皮半夏　89, 93, 127
ラメルテオン（ロゼレム）　13, 14, 16, 59, 82, 89, 92, 123
ラモトリギン（ラミクタール）　89,

90, 91, 122
力動精神医学　9, 24
リスペリドン（リスパダール）　11, 14, 53, 54, 79, 81, 89, 121
レベチラセタム　85, 86
レボメプロマジン（ヒルナミン）　53, 54, 58, 79, 89, 121
ロフラゼプ酸エチル（メイラックス）　76, 77, 123

A～Z

ADHD →注意欠如／多動性障害
ASD →自閉症スペクトラム障害
CD →素行障害
DMDD →重篤気分調節症
DSM-5　19-23, 25, 33, 40, 62-65, 80, 126, 128, 130
DV →ドメスティック・バイオレンス
EBM　18, 70, 71
EMDR　16, 53, 73, 74, 77, 81, 82, 101, 94, 102, 103, 104, 105, 107, 108, 114, 115, 129
Herman JL　40, 41, 127
ODD →反抗挑戦性障害
PTSD →心的外傷後ストレス障害
SMD →重度気分調節不全
SSRI　54, 56, 79, 82, 93
van der Kolk BA　27, 37, 41, 130

著者紹介

杉山登志郎（すぎやま　としろう）

1951年静岡市生まれ。久留米大学医学部卒。

名古屋大学医学部精神科，愛知県心身障害者コロニー中央病院精神科医長，静岡大学教育学部教授，あいち小児保健医療総合センター保健センター長などを経て，現在は浜松医科大学児童青年期精神医学講座特任教授。

主な著書に『発達障害の豊かな世界』（日本評論社，2000年），『子ども虐待という第四の発達障害』（学習研究社，2007年），『発達障害の子どもたち』（講談社現代新書，2007年），『発達障害のいま』（講談社現代新書，2011年），『基礎講座・自閉症児への教育』（日本評論社，2011年）他多数。

発達障害の薬物療法
──ASD・ADHD・複雑性 PTSD への少量処方──

ISBN978-4-7533-1094-4

著者
杉山 登志郎

2015 年 7 月 10 日　第 1 刷
2020 年 1 月 29 日　第 6 刷

印刷・製本　　(株)太平印刷社

発行所　　(株)岩崎学術出版社　〒101-0062　東京都千代田区神田駿河台 3-6-1
発行者　杉田啓三
電話 03 (5577) 6817　FAX 03 (5577) 6837
©2015　岩崎学術出版社
乱丁・落丁本はおとりかえいたします　検印省略

ライブ講義 発達障害の診断と支援 内山登紀夫著	発達障害を診断する際に必要な診断概念、心理学・発達心理学の知識、発達歴のとり方等を、現場で役立つ形で示す。正確な診断と適切な支援のために。　A5判並製 208頁 本体2,500円
実践満載 発達に課題のある子の保育の手だて 佐藤曉著	発達障害のある子は園での支援が必要である。その子の困り感を軽減できる保育の手だての具体的方法を分かりやすく解説した。　A5変形 120頁 本体1,800円
「社会による子育て」実践ハンドブック 教育・福祉・地域で支える子どもの育ち 森茂起編著	学校・保育園や児童養護施設など集団の場で、厳しい成育環境に生きる子どもたちと関わる専門職に必要な視点を提示し、実践に活用するための本。　A5判並製 256頁 本体2,700円
必携 児童精神医学 はじめて学ぶ子どものこころの診療ハンドブック R・グッドマン、S・スコット著 氏家武, 原田謙, 吉田敬子監訳	臨床経験と最新の科学的研究からの知見がみごとに融合し、臨床実践へのヒントと示唆に富む、児童精神医学の新しいスタンダード。　B5判336頁 本体5,000円
実践 ひきこもり回復支援プログラム アウトリーチ型支援と集団精神療法 宮西照夫著	8割は仲間と居場所を得て成長し、1年半後には、復学やアルバイト等、外界に踏み出して行けるように。支援に携わるすべての人に役立つ実践書。　A5判並製 184頁 本体2,300円
子どもの精神医学入門セミナー 傳田健三・氏家　武・齋藤卓弥編著	児童思春期患者の急増に対応すべく、DSM5に則り、児童思春期精神医学の基本と最新のトピックについて、スペシャリストが平易に書き下ろした。　A5判並製 240頁 本体2,600円
子どもの精神療法 臨床における自由さを求めて 川畑友二著	予期せぬことが起こる子どもの臨床において、著者が重要視しているのが「自由さ」である。「自由さ」とは何か、それを求める意義と道のりについてを示す。　A5判並製 208頁 本体2,500円

この本体価格に消費税が加算されます。定価は変わることがあります。